← ここから切り取ってご使用ください

付録A 〈オピオイド等力価換算表〉*1, 2

	薬剤名		用法	等力価となる量（mg/日 or mL/時）							mL/時 ⇒それぞれ原液 ⇒レスキューは1日量×1/4のOD錠 （定期と合わせて400mg/日以内）			
定期オピオイド	経口	トラマドール	トラマール®OD錠	1日4回	100		200	300							
			ワントラム®錠	1日1回	100		200	300							
		モルヒネ	経口モルヒネ	12 or 24時間製剤	20	30	40	60	90	120	150	180	210	240	360
		オキシコドン	オキシコンチン®錠	12時間ごと	10	15	20	30	40	60	80	100	120	140	240
		タペンタドール	タペンタ®錠	12時間ごと	50	75	100	150	200	300	400			160	
	坐剤	モルヒネ	アンペック®坐剤	8時間ごと			20		40	60	80	100	140	160	240
	貼布	フェンタニル	フェントス®テープ デュロテップ®MTパッチ	1日ごと 3日ごと		1 2.1	2 4.2		4 8.4	6 12.6		8 16.8			12 25.2
	持続注	モルヒネ	モルヒネ塩酸塩注射液 orプレペノン®注	mg/日 mL/時（1％製剤使用時）	10 0.04	15 0.06	20 0.08	30 0.12	45 0.18	60 0.25	75 0.31	90 0.37	105 0.43	120 0.5	180 0.75
		オキシコドン	オキファスト®注	mg/日 mL/時	10 0.04	15 0.06	20 0.08	30 0.12	45 0.18	60 0.25	75 0.31	90 0.37	105 0.43	120 0.5	180 0.75
		フェンタニル	フェンタニル注射液	mg/日 mL/時	0.2 0.17	0.3 0.25	0.4 0.33	0.6 0.5	0.9 0.75	1.2 1	1.5 1.25	1.8 1.5	2.1 1.75	2.4 2	3.6 3

	薬剤名		用法	上記徐放製剤の1日量に対応するレスキュー至適量（mg/回）						
レスキュー1回量*3	経口	モルヒネ	オプソ®内服液	1時間あけて繰り返し可		5		10	15	20	25	30	35	40	60
		オキシコドン	オキノーム®散	1時間あけて繰り返し可	2.5		5		10	15		20		30	40
	坐剤	モルヒネ	アンペック®坐剤	2時間あけて3回/日程度		5			10			20			40
	持続注		各注射剤	15分あけて繰り返し可						まずはその時点での1時間量を早送り量に設定					

*1 換算表はあくまで目安であり過量となったり副作用が増悪したりする場合もある
▶病状悪化時や高齢者では1.25〜50%少なめに換算する
▶経口モルヒネ換算120mg/日以上の高用量からのオピオイドスイッチの場合は30%程度ずつ段階的にスイッチを行う

*2 タイトレーション（第3章-A-6）・スイッチング（第3章-A-7）の前に下記が行われているかを必ず確認
①非オピオイド鎮痛薬併用 ②適切な副作用対策 ③適切な服用回数と10回/分）であれば1時間あけて他の手段検討
▶レスキュー：「隠気や眠気がなく」「呼吸回数≧10回/分」であれば1時間あけて他の手段検討 ④鎮痛補助薬・RT・神経ブロックなど他の手段検討

*3 例外：アンペック®坐剤は2時間あけて1日3回程度まで、フェンタニルROO製剤は裏面を参照し2 or 4時間あけて1日4回まで
（持続皮下注・静注は15分あけて）回数制限なし

付録B〈オピオイドスイッチングのタイミング〉

変更前		変更後	スイッチングのタイミング
徐放性経口剤	⇒	注射剤へ	最後の内服後、次の内服予定であった時刻から注射剤開始
12時間徐放性経口剤	⇒	貼付剤へ	最後の内服と同時に貼付開始
24時間徐放性経口剤	⇒	貼付剤へ	最後の内服から12時間後に貼付開始
注射剤	⇒	貼付剤へ	貼付6〜12時間後に注射剤中止
注射剤	⇒	徐放性経口剤へ	注射剤中止と同時に内服開始
貼付剤	⇒	徐放性経口剤 or 注射剤へ	貼付剤中止6〜12時間後に内服 or 注射剤開始

▶ただし疼痛コントロールが悪い場合には必ずしも上記に従う必要はない

付録C〈フェンタニルROO製剤の使用方法〉

```
ROO製剤投与
    │
    ▼
無効時 30分後 → 同量までの追加投与
    │              │
    ▼              ▼
不応期の突出痛には他剤    オキノーム®・オプソ®など
                        │
                        ▼
                    ROO製剤次回投与
```

不応期
	アブストラル®	2時間、イーフェン® 4時間

回数制限
	アブストラル®	1日4回まで、至適量決定までは各回とも無効時の追加投与可

用量調節(μg)
	アブストラル®	100→200→300→400→600→MAX800
	イーフェン®	50→100→200→400→600→MAX800

※追加投与を繰り返す場合は至適量まで1回投与量を用量調節

「がん治療のための緩和ケアハンドブック」

金原出版

がん治療のための緩和ケアハンドブック

症例・処方例・IC例で身につく！
鎮痛薬の使い方から心のケアまで

中川和彦，小山敦子◆監修
吉田健史◆著

謹告

本書に記載されている診断法・治療法に関しては，発行時点における最新の情報に基づき，正確を期するよう，著者ならびに出版社はそれぞれ最善の努力を払っております．しかし，医学，医療の進歩により，記載された内容が正確かつ完全ではなくなる場合もございます．

したがって，実際の診断法・治療法で，熟知していない，あるいは汎用されていない新薬をはじめとする医薬品の使用，検査の実施および判読にあたっては，まず医薬品添付文書や機器および試薬の説明書で確認され，また診療技術に関しては十分考慮されたうえで，常に細心の注意を払われるようお願いいたします．

本書記載の診断法・治療法・医薬品・検査法・疾患への適応などが，その後の医学研究ならびに医療の進歩により本書発行後に変更された場合，その診断法・治療法・医薬品・検査法・疾患への適応などによる不測の事故に対して，著者ならびに出版社はその責を負いかねますのでご了承ください．

監修の序

　1981年以来，日本人の死因の第1位は悪性腫瘍（がん）が占めており，一生涯のうちに2人に1人はがんに罹患することが統計上示されています．しかし，がんが不治の病と考えられていた時代は去り，がんに罹患してもサバイバーとして社会で活躍している人たちは500〜600万人に達しています．一方，緩和ケアはそのWHOの定義が示すように決して末期のターミナルケアではなく，患者・家族のQOLを高めるためには"早期からの緩和ケア"の遂行が不可欠です．すなわち，がん治療と並行して緩和ケアを実施していく必要があります．この精神にのっとり，すべての医師およびメディカルスタッフが日々の業務のなかで実践し，患者・家族に提供する「基本的緩和ケア」は，文字通り，すべての医療者が診療科によらず現場で実践していかねばならないものです．

　しかしながら，実際の臨床の場面では，がん治療医は緩和ケアに関する十分な知識の不足にとまどい，また緩和ケア医はがん治療の詳細に精通しておらず，その狭間で患者さんへの十分な対応ができないといったことに遭遇することがあります．今回，腫瘍内科・緩和ケア双方の豊富な経験を積んできた吉田健史先生が，がん治療医が陥りやすい緩和ケアのピットフォールを意識したわかりやすく実践的な緩和ケアハンドブックとして，本書を執筆されたことは画期的で，緩和ケア初心者にとってもまさに"今日からの診療にすぐに役立つ"内容となっています．また，緩和ケアに携わる専門家にとっても知識の再整理だけではなく，初期対応をしている一般医がどこに疑問をもち，どのように考えているのかが一目瞭然にわかるため，緩和ケアチーム介入時の一助となると確信しております．内容表示も非常にコンパクトに，かつ最新の情報が盛り込まれております．

　最後に，本書の作成に精力的に取り組んでいただいた吉田健史先生ならびに羊土社編集部の鈴木美奈子様，谷口友紀様，山村康高様に心から敬意と感謝を申し上げます．

2017年1月

近畿大学医学部内科学教室腫瘍内科部門
中川和彦
近畿大学医学部内科学教室心療内科部門
小山敦子

はじめに

　私は2003年に医師となり近畿大学医学部内科学腫瘍内科部門に入局して以来，一貫してがん治療と緩和ケアの両立に取り組んできました．現在も腫瘍内科では抗がん剤治療を担当するとともに，緩和ケア外来・緩和ケアチーム・連携ホスピスでは身体緩和担当医師として携わっています．

　今回，私自身が腫瘍内科と緩和ケアの両者を勉強してきた経験をもとに，緩和ケアが苦手な内科医や外科医の皆さんのための，わかりやすく実践的な緩和ケアマニュアルを作成できないかと考え筆をとりました．緩和ケアを専門としない先生方が間違いやすいポイントを随所に盛り込んで強調することで，内科医や外科医の皆さんにとっては「かゆいところに手が届く」内容を目指しました．また，緩和ケア医の皆さんにとっても「緩和ケア非専門医がどこを間違いやすいのか」が明確となり，チーム介入時などに役立つ内容にしたつもりです．このような内容ですので，初期研修中や緩和ケア医・がん治療医をめざす先生方の入門書として，開業や異動を機に突然緩和ケアにかかわることとなり途方に暮れている先生方の道標として，緩和ケアチームや緩和ケア病棟のスタッフの皆様の備忘録としてもご利用いただければ幸いです．

　本書を用いる際の注意点ですが，緩和ケアはナラティブな側面も大きく，ある患者様には適切な治療やICが別の患者様には不適切なこともあり，同じ患者様においても「医学的に正しい対応」と「患者様の希望を踏まえた現実的な対応」が異なることもあります．本書でまずは標準的な対応を身に付けていただいたうえで，WHO方式がん疼痛治療法の5原則にもありますように「for the individual」「with attention to detail」を大切に診療に臨んでいただければ幸いです．

　また，緩和ケア領域では適応外使用やエビデンスが乏しい治療も多いため，本書とともに添付文書や文献を実際にご確認いただいたうえで，個々の処方の適応をご判断いただければ幸甚です．

　最後にご監修いただきました中川和彦先生，小山敦子先生，執筆中にご助言を賜りました近畿大学医学部内科学心療内科部門の羽多野裕先生，近畿大学医学部麻酔科学講座の岩元辰篤先生，兵庫県立加古川医療センター

緩和ケア内科の坂下明大先生，国立がん研究センター東病院緩和医療科の田上恵太先生，近畿大学医学部内科学腫瘍内科部門・心療内科部門・緩和ケアチームの皆様，そして近畿大学のがん診療を支えていただいている各部署の皆様に感謝申し上げます．また羊土社編集部の鈴木美奈子様，谷口友紀様，山村康高様には企画段階よりご助言をいただき，出版まで継続的に支えていただきましたことを深謝致します．

2017年1月

近畿大学医学部附属病院がんセンター
緩和ケアセンター・腫瘍内科兼務
吉田健史

がん治療のための緩和ケアハンドブック

症例・処方例・IC例で身につく!
鎮痛薬の使い方から心のケアまで

監修の序 .... 中川和彦,小山敦子

はじめに .... 吉田健史

第1章　がん緩和ケアの基本

1. がん緩和ケア概論 12
2. 緩和ケアの場や環境の調整・地域連携 15
3. 「本当に抗がん剤を続けるの?」 18
4. 「本当に抗がん剤はもうできないの?」 22
5. WHO方式がん疼痛治療法①　3つの目標 24
6. WHO方式がん疼痛治療法②　5つの原則 26
7. WHO方式がん疼痛治療法③　3段階除痛ラダー 28
8. がん性疼痛の評価 31

第2章　非オピオイド鎮痛薬

1. アセトアミノフェン 36
2. NSAIDs 40
3. 肝・腎障害時,経口摂取困難時の
   非オピオイド鎮痛薬 44

第3章 オピオイド鎮痛薬

A. 基本の知識

1. オピオイド使用の基本的イメージ ……………… 48
2. オピオイドの副作用対策 ……………………… 51
3. オピオイド過量の診断とナロキソンによる拮抗 … 55
4. どのオピオイドを選択するか ………………… 58
5. どの投与経路でオピオイドを投与するか ……… 62
6. オピオイドタイトレーション ………………… 66
7. オピオイドスイッチング ……………………… 70
8. 突出痛へのレスキュー ………………………… 75

B. 薬剤の使い方

1. 弱オピオイド（トラマドール） ………………… 81
2. モルヒネ ……………………………………… 86
3. オキシコドン ………………………………… 91
4. フェンタニル ………………………………… 96
5. タペンタドール ……………………………… 103
6. オピオイド注射剤 …………………………… 107
7. フェンタニル ROO 製剤 …………………… 112

第4章 鎮痛補助薬，神経ブロック

1. 鎮痛補助薬（ステロイドを除く） ……………… 118
2. ステロイド …………………………………… 124
3. 神経ブロック ………………………………… 127

第5章 症状の緩和

A. 精神症状

1. 不眠 ... 132
2. せん妄 ... 138
3. 気持ちのつらさ ... 148

B. 身体症状

1. 倦怠感・食欲不振・口腔粘膜炎 ... 153
2. 嘔気・嘔吐（抗がん剤による嘔気・嘔吐を含む）... 158
3. 便秘・下痢（抗がん剤による下痢を含む）... 166
4. イレウス ... 173
5. 骨転移 ... 178
6. 悪性腸腰筋症候群 ... 181
7. 皮膚障害（抗がん剤による皮膚毒性を含む）... 184
8. がん性胸水 ... 189
9. がん性心嚢水 ... 194
10. がん性腹水 ... 197
11. 脳転移・がん性髄膜炎 ... 200
12. 呼吸困難 ... 204
13. 脊髄圧迫症候群への対応（Oncogenic Emergency）... 210
14. 高Ca血症への対応（Oncogenic Emergency）... 213
15. 苦痛緩和のための鎮静 ... 216

第6章 インフォームド・コンセントのNGとOK

1. SHAREプロトコールを用いたBad newsの伝達 ... 224

contents

2. Hope for the best, but prepare for the worst 232
3. 家族が患者本人への Bad news 伝達を拒否する時 234
4. 生検やStaging中の病状悪化が懸念される場合 238
5. 抗がん剤治療を開始する時 241
6. 患者が標準治療以外の治療を希望する時 244
7. 抗がん剤治療を中止し緩和ケアに集中していく時 247
8. 緩和ケアに対する誤解を解く 251
9. オピオイドに対する誤解を解く 253
10. ホスピスに対する誤解を解く 255
11. 在宅緩和ケアへの理解を進める 259
12. 持続的鎮静に対する誤解を解く 261
13. 終末期の検査や輸液に対する誤解を解く 263
14. 予後について伝える 266
15. 将来の意思決定能力低下に備えて今後のことを相談する 〜Advance care planning（ACP）〜 272
16. 答えにくい質問への対応：「私はもう死ぬのでしょうか？」 276
17. 状態が悪いなかでの希望に応える：「もう一度〜がしたい」 280
18. 看取りへ向けて 282

第7章　冷や汗症例に学ぶ緩和ケア

1. オピオイドは最初が肝心！ 286
2. ロキソニン®1日3回毎食後では夜間に痛みで目が覚める！ 288

3.	レスキューも増量した？	290
4.	オピオイドが効かないのか？ 足りないのか？	292
5.	貼付剤はいきなり貼らないで！	294
6.	麻薬の総量を考えている？	296
7.	体動時痛のみでオピオイド増量？	298
8.	オキノーム®では間に合わない？	300
9.	増量してないのにオピオイド過量？	302
10.	モルヒネ無効の呼吸苦？	304
11.	炎症の強い腫瘍にステロイドを！	306
12.	神経ブロックは早めのコンサルトを！	308
13.	低 Alb 血症時の Ca 値に注意！	310
14.	本当にぎっくり腰？	312
15.	せん妄患者の不眠にレンドルミン®？	314
16.	せん妄で痛みが増強？	316
17.	セレネース®は眠剤じゃない！	318
18.	気持ちのつらさか？ アカシジアか？	320

索引 ... 322

切り離して持ち歩ける！

本書の付録

付録A　オピオイド等力価換算表

付録B　オピオイドスイッチングのタイミング

付録C　フェンタニルROO製剤の使用方法

第1章
がん緩和ケアの基本

第1章　がん緩和ケアの基本

1. がん緩和ケア概論

Point

- ◆ 緩和ケアはがん終末期のみに提供されるものではなく，がんと診断されたときから治療と並行して行われる
- ◆ 早期からの緩和ケア介入によりがん患者のQOLの向上や抑うつの改善のみならず寿命の延長が示されている[1]
- ◆ 抗がん剤治療の進歩により長期予後が見込めるようになり，がん治療と緩和ケアを併用する期間が長くなってきている
- ◆ がん治療従事者と緩和ケア従事者の相互の領域の理解と連携が重要である

1 WHOによる緩和ケアの定義（2002年）

WHOは，緩和ケアを以下のように定義している．

> 緩和ケアとは，生命を脅かす疾患による問題に直面している患者とその家族に対して，痛みやその他の身体的問題，心理社会的問題，スピリチュアルな問題を早期に発見し，的確なアセスメントと対処を行うことによって，苦しみを予防し，和らげることで，QOLを改善するアプローチである

- がん患者だけが対象ではなく生命を脅かす疾患すべてが緩和ケアの対象である
- 患者だけではなく家族や遺族も緩和ケアの対象である
- 痛みだけではなくその他の身体的問題，心理社会的問題，スピリチュアルな問題も緩和ケアの対象であり，これらを**全人的苦痛（total pain）**として評価し対応することでQOLの改善を目指す（図1）

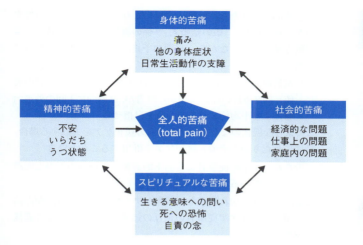

図1 全人的苦痛（total pain）
文献2より引用

2 WHOの提唱する包括的がん医療モデル（1993年）

- 1993年にWHOより提唱された**包括的がん医療モデル**（図2）のエビデンスとして，早期からの緩和ケア介入により肺がん患者のQOLの向上や抑うつの改善のみならず生存期間が2.7カ月延長することが示されている[1]

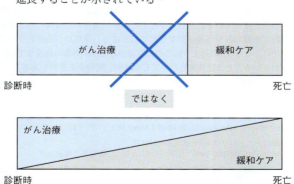

図2 WHOの提唱する包括的がん医療モデル
文献3より引用

- 分子標的薬や新たな制吐剤の登場により，副作用の少ない外来抗がん剤治療で，「娘の結婚式」「孫の誕生」などその時々の現実的な希望を叶えながら，長期の予後が見込めるようになってきた

    例）無治療ではMST（median survival time：生存期間中央値）約8カ月のIV期大腸がん患者が，2週間に1回の外来治療により平均約2年半の寿命を目指せる

- このような現状のなかで診断時からの緩和ケアを実践する場合，長期にわたりがん治療と緩和ケアを併用することとなる
- このためがん治療従事者にも基本的緩和ケア知識の習得と実践が求められている
- また診断時から切れ目のない緩和ケアを提供するため，がん治療従事者と緩和ケア従事者の相互の領域の理解とさらなる連携が望まれる
- 近年では**がん治療と緩和ケアの両者を専門とするpalliative oncologistという概念**も生まれ，今後ニーズが高まることが期待される[4]

> ⚠ **Pitfall**
>
> **抗がん剤治療や緩和ケアへの根強い誤解**
>
> 「抗がん剤は体の負担となるだけでやらない方がいい」「緩和ケアは終末期にモルヒネで眠らせてもらうための治療である」など，がん治療への誤解はまだ根強く残っている．そこで，新たな制吐剤の開発や分子標的薬の導入により，ほとんどの抗がん剤治療は負担の少ない外来治療となっていることや，がん患者の平均寿命の延長など恩恵が示された治療のみが保険承認を受けていること，早期からの緩和ケアの併用によりQOLの向上や抑うつの改善のみならず寿命の延長までが示されていることは医療者として正しく理解し説明する必要がある

文献

1) Temel JS, et al：Early palliative care for patients with metastatic non-small-cell lung cancer. N Engl J Med, 363：733-742, 2010
2) 緩和ケアプログラムPEACE PROJECT
http://www.jspm-peace.jp/data/v3_a/M-2_緩和ケア概論.pdf
3)「がんの痛みからの解放とパリアティブ・ケア－がん患者の生命のよき支援のために－」（世界保健機関/編），金原出版，1993
4) Hui D, et al：Palliative Oncologists: Specialists in the Science and Art of Patient Care. J Clin Oncol, 33：2314-2317, 2015

第1章 がん緩和ケアの基本

2. 緩和ケアの場や環境の調整・地域連携

Point

- ◆ 緩和ケアは主治医・緩和ケアチームを中心とした多職種により診断時から病院で開始される
- ◆ 院内連携・地域連携のためには多職種カンファレンスや地域での研究会などを通して顔が見える関係を構築していくことが重要である

1 多職種で連携し,早期から緩和ケアを行う

- 医療従事者は治療ばかりに目がいきがちであるが,**緩和ケアチームやソーシャル・ワーカーなど多職種の介入**を積極的に行うことで全人的苦痛に対応すべきである
- 社会的・経済的な苦痛があっても継続した治療が可能となるよう,ソーシャル・ワーカーや社会保険労務士などによる**就労支援**,各種制度利用も含めた経済的問題への介入も重要である
- 療養の場の選択・調整が後手に回らないよう,**診断時からの緩和ケアの併用とその意義の説明**(第1章-1,第6章-5参照),**適切な時期での抗がん剤の中止とその意義の説明**(第1章-3,第6章-7参照)を行い,早期からの**ソーシャル・ワーカーの介入,介護保険の導入,退院調整・退院前カンファレンス**などを進めていく(Pitfall参照)

2 近畿大学の例

- 図1に近畿大学腫瘍内科における院内・地域連携の流れを示す
- 下記4点を通して,**迅速な緩和ケア介入**や,患者の転院に際する「見放された感」の軽減,腫瘍内科医への緩和ケア教育とその実践,顔の見える**スムーズな地域連携**などに効果を上げている

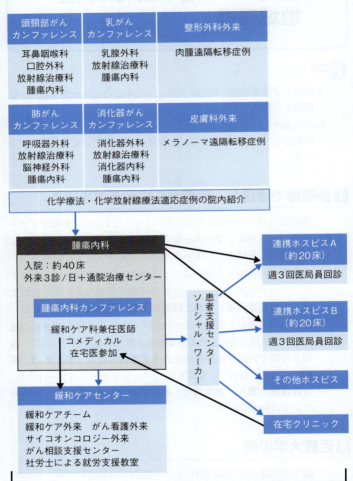

図1 近畿大学腫瘍内科における他科・地域連携の流れ

- ▶ 腫瘍内科・緩和ケア科兼任医師の配置
- ▶ 2つの連携ホスピスへ週3回ずつ計6人の腫瘍内科医派遣
- ▶ 在宅医の腫瘍内科カンファレンスへの参加
- ▶ 地域のホスピス・在宅にかかわる多職種との定期的な研究会開催
- また「**がんの病態や抗がん剤治療に精通した緩和ケア医**」を育てるため,緩和ケア科医師の腫瘍内科長期ローテーション(6カ月～3年)を受け入れている

> ⚠ **Pitfall**
>
> **緩和ケアの調整が後手に回らないように**
>
> かなり状態が悪くなるまで抗がん剤を継続され,病状悪化のため緊急入院となるも「病状が悪いこと」「緩和ケアのこと」は一切聞いていないというケースがいまだにある.病状が差し迫ってからはじめて緩和ケアの調整をするのでは,患者の受け入れを考えてもホスピスや在宅の準備に必要な時間を考えても遅すぎる

第1章 がん緩和ケアの基本

3.「本当に抗がん剤を続けるの?」

Point

◆ 原則としてPS不良(PS3～4)の場合,抗がん剤治療は行わない[1]

◆ エビデンスのないレジメンを用いた抗がん剤治療は行わない

◆ Beyond PD(病勢進行後の抗がん剤治療継続)が有益な状況は限定的である

◆ 他に抗がん剤の選択肢がない場合であっても,無効な抗がん剤治療は適切に中止し専門的緩和ケアへ移行する

◆ 抗がん剤中止時のインフォームド・コンセントにおいて「突然の緩和ケア」「残念ながら緩和ケア」は衝撃が強いため避ける

1 全身状態の指標としてのPS

- 抗がん剤治療を検討するにあたりperformance status(PS)で患者の全身状態を評価する(表1)
- **抗がん剤治療の適応は外来通院が可能なPS0～2と考えられるが,PS2ではリスクがやや高まるため適応を慎重に検討する**[1]

表1 performance status(PS)

PS0	全く問題なく活動できる.発病前と同じ日常生活が制限なく行える
PS1	肉体的に激しい活動は制限されるが,歩行可能で,軽作業や座っての作業は行うことができる 例)軽い家事,事務作業
PS2	歩行可能で自分の身の回りのことはすべて可能だが作業はできない.日中の50%以上はベッド外で過ごす
PS3	限られた自分の身の回りのことしかできない.日中の50%以上をベッドか椅子で過ごす
PS4	全く動けない.自分の身の回りのことは全くできない.完全にベッドか椅子で過ごす

- ただし根治可能な腫瘍，高い奏効率が期待される腫瘍，分子標的薬の適応時などの場合はPS不良時（PS3〜4）にも抗がん剤治療が検討される場合もある（**第1章-4**参照）

2 抗がん剤の開始や継続が勧められる時

- PS良好 and エビデンスのある治療が存在する場合，抗がん剤のメリットはデメリットを上回るため，「**抗がん剤＋診断時からの緩和ケア**」が勧められる（**図1**）
- エビデンスのある治療としては大規模第Ⅲ相試験において寿命の延長が示されたものが望ましい
- 抗がん剤開始時には治療のデメリット（**図1**）や，診断時から緩和ケアを併用することとその意義，病状経過によっては将来抗がん剤が逆に負担となる可能性，その場合も緩和ケアで十分サポートすることなども説明する（**第6章-5**参照）

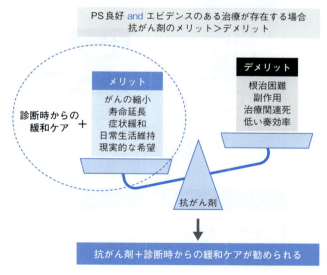

図1　抗がん剤の開始や継続が勧められる時

3 抗がん剤中止が勧められる時

- PS不良（PS3〜4）and/or エビデンスのある治療が存在しない場合，抗がん剤のデメリットはメリットを上回るため，「**抗がん剤の中止＋専門的緩和ケア**」が勧められる（図2）
- ただしエビデンスのある治療は終了したがPSが良好な場合，近い将来エビデンスとなることが期待される新規治療の治験へ参加する選択肢も考慮され得る
- 診断時からの緩和ケア導入や適切なインフォームド・コンセント（第6章-5参照）により，抗がん剤中止時のインフォームド・コンセントが，患者にとって衝撃の強い「突然の緩和ケア」「残念ながら緩和ケア」にならないように配慮する（第6章-7参照）

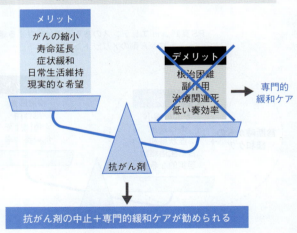

図2 抗がん剤中止が勧められる時

> ⚠️ **Pitfall**
>
> ### 抗がん剤治療で必要以上に体力を低下させない
>
> - 無効な抗がん剤を継続することで体力を低下させ,専門的緩和ケアへの適切な移行のタイミングを逃しているケースがよくある.抗がん剤の適切な中止により「穏やかな時間をより長く確保できる」可能性に留意する
> - PSが良好にもかかわらず外来で施行可能な抗がん剤レジメンを入院で施行しているケースがよくあるが,**入院するだけでPSを低下させるリスクとなる**ため可能な限り外来で進める.また入院が必要なPS3〜4の患者には原則として抗がん剤治療はデメリットの方が大きいと判断される

文献

1)「改訂第4版 がん化学療法レジメンハンドブック」(日本臨床腫瘍薬学会/監), p30, 羊土社, 2015

第1章 がん緩和ケアの基本

4.「本当に抗がん剤はもうできないの?」

Point

- 精巣腫瘍など,遠隔転移があっても抗がん剤で根治しうる疾患を見逃さない[1]
- 小細胞肺がんのように,予後が悪くても一時的に抗がん剤が高い確率で奏効する疾患を見逃さない
- EGFR遺伝子変異陽性非小細胞肺がんに対するEGFR-TKI投与のように毒性が少なく劇的な効果をもたらす分子標的治療のチャンスを見逃さない

抗がん剤の適応が見逃され緩和ケア病棟に紹介された症例①

36歳男性.原発不明がん多発肺転移精査中に呼吸困難が進行,PS3と低下を認めたため緩和ケア病棟へ紹介となった.若年男性の原発不明がんであることを考えて血中hCGを測定したところ高値を認めたため,抗がん剤で根治可能な精巣腫瘍の可能性を考え大学病院泌尿器科への再紹介を行った.

◆ 抗がん剤が奏効する腫瘍とは?

- 抗がん剤で根治可能な腫瘍には**精巣腫瘍・絨毛性がんなどの胚細胞腫瘍や白血病・悪性リンパ腫の一部**などがある[1]
- また予後は不良であるが一時的には高い確率で抗がん剤が奏効する腫瘍として**小細胞肺がん**などがある
- このような腫瘍では**PS不良時にも患者が抗がん剤の恩恵を受ける可能性**があり,適応は慎重に検討されうる

抗がん剤の適応が見逃され緩和ケア病棟に紹介された症例②

76歳女性.多量の右胸水と多発肝腫瘍を指摘されたがPS3で精査も困難,予後数週とのことで緩和ケア病棟へ紹介となった.右胸水穿刺よ

り細胞診とEGFR遺伝子変異を提出したところ，EGFR陽性肺腺がんと診断された．大学病院腫瘍内科へ再紹介となりEGFR-TKI（イレッサ®錠）が投与され，その後数年間は問題なく日常生活が送れた．

- **少ない毒性で劇的な効果が期待できる分子標的薬は，PS不良時であっても患者が大きな恩恵を受ける可能性があるため，投与のチャンスを見逃さないようにする**

抗がん剤の適応が見逃され緩和ケア病棟に紹介された症例③

46歳男性．全身転移した軟部肉腫の患者であるが効果的な治療選択肢がないとの理由で緩和ケア病棟へ紹介となった．転院時のPSは2で予後1カ月と説明されていた．がんセンター肉腫外来へ再紹介となり，アドリアシン®注用や分子標的薬ヴォトリエント®錠などによる外来治療で約1年半の延命が可能であった．最終的に同緩和ケア病棟に再紹介となったが，1年半の延命により，やりたかったことがすべてできたと感謝された．

- 近年では希少な悪性腫瘍であっても標準治療が確立しているものや，ガイドラインの整備が進んでいるものもあり，また毎年のように新たな分子標的治療薬が承認されている
- **抗がん剤治療の適応のある患者が見逃されて不利益を被らないよう，がん治療従事者も緩和ケア従事者も常に情報をアップデートしておく必要がある**

⚠ Pitfall

まだ抗がん剤の恩恵を受ける患者を見逃さない

第1章-3で述べたように「やってはいけない抗がん剤治療」も問題ではあるが，近年では「やらなくてはならない抗がん剤治療」がなされていないケースにもしばしば遭遇する．分子標的治療全盛の現在，これは患者にとって非常に大きな損失となり得る．まだ抗がん剤治療の恩恵を受ける可能性のある患者を，その適応を検討しないまま緩和ケア病棟へ紹介しないよう，あるいは緩和ケア病棟で受け入れてしまわないよう，**がん治療従事者と緩和ケア従事者が最新の情報を共有し連携する必要がある**

文献

1）「がん診療レジデントマニュアル第7版」（国立がん研究センター内科レジデント/編），p24，医学書院，2016

第1章 がん緩和ケアの基本

5. WHO方式がん疼痛治療法①
3つの目標

Point

- ◆ WHO方式がん疼痛治療法とは「5つの原則」「3段階除痛ラダー」を用いて「3つの目標」を順次達成することを目標とするものである
- ◆ 第1目標：痛みに妨げられない夜間の睡眠
- ◆ 第2目標：安静時の痛みの消失
- ◆ 第3目標：体動時の痛みの消失

1 WHO方式がん疼痛治療法の3つの目標

- WHO方式がん疼痛治療法の「5つの原則（第1章-6）」および「3段階除痛ラダー（第1章-7）」を用いて上記「3つの目標」を順次達成していくことを目指す
- 睡眠は体力回復の時間であり、痛みによって妨げられるようであれば問題である．このため**第1目標は特に重要**であり、痛みのみならず他の症状においても重視すべきポイントである
- 単に目標として理解するだけでなく、適切な問診により目標が達成されているかどうかを常に評価する

◆適切な問診の例

- 第1目標「**夜中に痛みで目が覚めることはないですか？**」
- 第2目標「**じっとしている時には痛みを忘れていますか？**」
- 第3目標「**痛みのためにトイレへ行くのがつらいですか？**」

2 各目標を達成するための疼痛治療のポイント

- 第1目標：鎮痛薬の定期内服は夕食後ではなく眠前に行う（Pitfall参照）
- 第2目標：本書を参考にWHO方式がん疼痛治療法に従った適

切な鎮痛薬の処方,タイトレーション,レスキューの使用を行う
- 第3目標:**予防的レスキューも含めた突出痛への対応を行う**(第3章-A-8参照)

> ⚠️ **Pitfall**
>
> **1日3回毎食後の処方では夜間の症状緩和が達成できない**
>
> NSAIDsなどが1日3回毎食後で処方されているケースをよくみるが,これでは**夕食後と朝食後の鎮痛薬内服が12時間以上あいてしまい第1目標が達成できない**原因となる.1日3回で処方する薬剤については,毒性に問題がなければWHO方式がん疼痛治療法の「5つの原則(第1章-6)」の原則2:「時間を決めて規則正しく(by the clock)」に従い,起床時・14時・眠前など,大体8時間ごととなるよう投与するのがよい(第2章-2,第7章-2参照).この考え方は夜間に増強する他の症状の治療にも応用できる場合がある

文献

1)「がんの痛みからの解放—WHO方式がん疼痛治療法第2版」(世界保健機関/編),pp37-38,金原出版,1997

第1章 がん緩和ケアの基本

6. WHO方式がん疼痛治療法② 5つの原則

Point

- 以下の5つの原則に従ってがん疼痛の治療を行う
- ◆ 原則1：経口的に（by mouth）
- ◆ 原則2：時刻を決めて規則正しく（by the clock）
- ◆ 原則3：除痛ラダーに沿って効力の順に（by the ladder）
- ◆ 原則4：患者ごとの個別な量で（by the individual）
- ◆ 原則5：そのうえで細かい配慮を（with attention to detail）

1 WHO方式がん疼痛治療法の5つの原則

- WHO方式がん疼痛治療法の「3つの目標（第1章-5）」を達成するために本項に示す「5つの原則」に従って「3段階除痛ラダー（第1章-7）」を実践する

原則1：経口的に（by mouth）

- 経口的投与は調節性がよく最適な鎮痛薬の投与法とされる

原則2：時刻を決めて規則正しく（by the clock）

- NSAIDsや半減期の長い徐放性オピオイドを，時刻を決めて規則正しく8時間ごとや12時間ごとに内服させることで持続痛に対応する（第3章-A-1）

原則3：除痛ラダーに沿って効力の順に（by the ladder）

- 「3段階除痛ラダー（第1章-7）」に従い，非オピオイド鎮痛薬・弱オピオイド鎮痛薬・強オピオイド鎮痛薬を痛みの強さに応じて効力の順に使用する

原則4：患者ごとの個別な量で（by the individual）

- 強オピオイドに関してはNSAIDsや弱オピオイドのような天井効果はなく，効果を認めるのであれば患者の疼痛が消失するまで上限なく増量（タイトレーション）可能である（第3章-A-6

参照)
- 患者ごとに，また同じ患者でも時期によってオピオイドの必要量は異なるため**個別の量を設定する**ことが必要である

原則5：そのうえで細かい配慮を（with attention to detail）

- オピオイド開始時には**オピオイドに対する誤解を解くこと**（第6章-9参照）や，嘔気・便秘などの**副作用についての説明や予防内服を行うこと**（第3章-A-2参照），突出痛に対して**レスキューを設定し我慢せずに使用するよう指導すること**（第3章-A-8参照）なども重要で，一人ひとりの患者に細かい配慮をもって処方を行う

> **⚠ Pitfall**
>
> **おろそかにされがちな「原則1：経口的に（by mouth）」**
>
> 筆者は以前「オキシコンチン®の量が多くなってきているので，そろそろフェンタニル貼付剤に変更してもらえませんか？」と看護師から依頼を受けたことがある．確かにフェンタニル貼付剤には簡便さや消化管毒性の軽減などの大きなメリットがあるが，一方で調節性に関しては経口薬に劣っている（第3章-B-4参照）．ただ単に経口薬の量が増えてきたという理由での貼布剤への変更は行うべきではなく，「原則1：経口的に（by mouth）」に従って調節性を維持すべきである．**内服困難がある場合にも，調節性に関しては貼布剤よりも持続皮下注（静注）の方が良好であるため，貼布剤への変更は「安易に」ではなく「理由をもって」行う**

文献

1) がんの痛みからの解放―WHO方式がん疼痛治療法 第2版」(世界保健機関/編), pp38-41, 金原出版, 1997

7. WHO方式がん疼痛治療法③ 3段階除痛ラダー

Point

- ◆ 第1段階:アセトアミノフェンやNSAIDsなどの非オピオイド鎮痛薬
- ◆ 第2段階:コデインやトラマドールなどの弱オピオイド鎮痛薬.ただし,低用量のオキシコドンも使用
- ◆ 第3段階:モルヒネ・オキシコドン・フェンタニル・タペンタドール,メサドンなどの強オピオイド鎮痛薬

1 WHO方式がん疼痛治療法の3段階除痛ラダー

- WHO方式がん疼痛治療法の「3つの目標(第1章-5)」を達成するために「5つの原則(第1章-6)」に従って本項に示す「3段階除痛ラダー」を実践する(図1)

第1段階:非オピオイド鎮痛薬

▶ 軽度の痛みに対して用いられるアセトアミノフェンやNSAIDsなどである(第2章-1〜3参照)

第2段階:弱オピオイド鎮痛薬

▶ 軽度から中等度の痛みに対して用いられるコデインやトラマドールなどである(第3章-B-1参照).強オピオイド鎮痛薬であるオキシコドンは低用量では第2段階から用いられる(第3章-B-3参照)

第3段階:強オピオイド鎮痛薬

▶ 中等度から高度の痛みに対して用いられるモルヒネ・オキシコドン・フェンタニル・タペンタドール・メサドンなどである(第3章-B-2〜7参照)

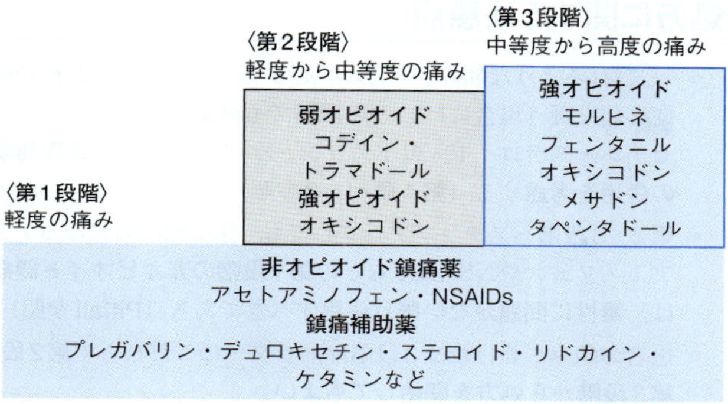

⟨第2段階⟩
軽度から中等度の痛み

⟨第3段階⟩
中等度から高度の痛み

弱オピオイド コデイン・ トラマドール **強オピオイド** オキシコドン	**強オピオイド** モルヒネ フェンタニル オキシコドン メサドン タペンタドール

⟨第1段階⟩
軽度の痛み

非オピオイド鎮痛薬
アセトアミノフェン・NSAIDs
鎮痛補助薬
プレガバリン・デュロキセチン・ステロイド・リドカイン・ケタミンなど

図1　WHO方式3段階除痛ラダー

●コラム：メサドン（メサペイン®）について

- e-learningを受講した医師が適正使用ガイドに沿い使用
- モルヒネやオキシコドンと同じく第3段階で用いる強オピオイド
- NMDA受容体拮抗作用があり神経障害性疼痛への効果も期待
- 一般的なオピオイドの副作用に加えて**QTc延長**が重要（QTc延長をきたす他剤との併用注意）
- **腎障害患者にも使用可能**であるが遷延のリスクあり
- 他の強オピオイドが無効な難治性がん性疼痛が適応（**他剤からの切り替えのみ**）
- 1回5〜15 mg，1日3回，8時間ごとに投与
- 半減期が30〜40時間と長く**7日ごとに50％/日・5 mg/回を上限に増量**
- **レスキューには他剤を用いる**
- 添付文書に換算表が示されているが（表1），あくまで目安であり**換算比は未確立**（過量投与に注意）

表1　メサドンへスイッチする際の初回投与量

経口モルヒネ	メサドン初回投与量
60〜160mg/日	→1回5 mg，1日3回，8時間ごと（15 mg/日）
161〜390mg/日	→1回10 mg，1日3回，8時間ごと（30 mg/日）
391mg/日	→1回15 mg，1日3回，8時間ごと（45 mg/日）

2 処方に関する注意点

- 「しびれるような痛み」「電気が走るような痛み」など神経障害性疼痛を疑う場合には，どの段階でもプレガバリン・デュロキセチン・ステロイド・リドカイン・ケタミンなどの**鎮痛補助薬の併用を考慮**する（第4章-1，2参照）
- 第2・3段階へステップアップしても，作用機序の異なるアセトアミノフェンやNSAIDsなどの**第1段階の非オピオイド鎮痛薬は，毒性に問題がない限り併用**すべきである（Pitfall参照）
- 患者の痛みが強ければ3段階除痛ラダーにこだわらず**第2段階，第3段階から処方を開始**してもよい

⚠ Pitfall

オピオイド開始時にNSAIDsを中止しない

作用機序の異なるアセトアミノフェンやNSAIDsなどの非オピオイド鎮痛薬や鎮痛補助薬は，オピオイド鎮痛薬との併用効果が期待できるため，毒性などに問題がなければ併用する．オピオイド開始時にNSAIDsを中止することで落ち着いていた骨転移痛などが増強する可能性があるため注意する（第7章-2参照）

文献
1)「がんの痛みからの解放—WHO方式がん疼痛治療法第2版」（世界保健機関/編），pp38-41，金原出版，1997

第1章 がん緩和ケアの基本

8. がん性疼痛の評価

Point

- ◆「痛みの強さ」の評価には無痛を0・最悪の痛みを10として点数化するNRSなどの評価ツールを用いる
- ◆NRSだけにとらわれず「痛みの日常生活への影響」「現治療の満足度」を問診することや,「患者の表情」「睡眠状態」などによる評価も重要である
- ◆「痛みの強さ」だけでなく痛みの「部位」「性質・感じ方」「出現時間」「持続時間」「増悪因子・緩和因子」「薬剤の効果」「随伴症状」などを総合的に評価し疼痛治療を組み立てる
- ◆痛みの部位や性質により「体性痛」「内臓痛」「神経障害性疼痛」の,持続時間により「持続痛」「突出痛」の鑑別を行う

1 痛みの強さの評価ツール

- 「痛みの強さ」の評価には無痛を0・最悪の痛みを10として点数化するNRS (numerical rating scale), 無痛を0mm・最悪の痛みを10mmとして痛みの強さを直線上で示してもらうVAS (visual analogue scale), 痛みの強さを表す5段階の言葉を選択してもらうVRS (verbal rating scale), 痛みの強さを表す表情を選択してもらうフェイススケールなどがあるが, 通常はNRSが用いられる（図1）

2 評価ツールにとらわれない痛みの強さの評価

- 高齢やせん妄などでNRS自体の理解が難しい人, 痛みを過大・過少に評価する人がいるため, NRSのみで評価を行わず下記にも留意し総合的に痛みの強さを評価する（Pitfall参照）
  - ▶ 痛みの日常生活への影響：何ができて何ができないのか
  - ▶ 現治療の満足度：今のままでよいのか薬剤増量を希望されるか

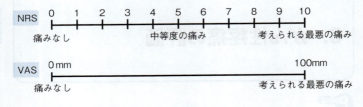

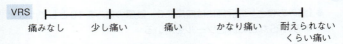

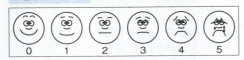

図1 痛み評価ツール
文献1より転載

※ただし増量への抵抗感から痛みを我慢している場合もあり注意する

- **患者の表情**：苦痛な表情をされ会話が途切れないか
- **睡眠状態**：夜間に痛みで目が覚めて不眠となっていないか

（WHOのがん疼痛治療の第1目標：第1章-5参照）

3 痛みの強さ以外に必須の評価

- 「痛みの強さ」だけでなく下記を総合的に評価し疼痛治療を組み立てる
  - **部位**：複数の部位に痛みがあれば部位ごとに評価する
  - **性質・感じ方**：ズーン・ビリビリなど患者の言葉でも評価する
  - **出現時間**：早朝など薬の切れ目であれば持続痛のコントロール不良を疑いオピオイド徐放製剤のタイトレーションを検討する（第3章-A-6参照）

- **持続時間**：30分以内であれば突出痛と判断しオピオイド速放製剤によるレスキューを検討する（**第3章-A-8**参照）
- **増悪因子・緩和因子**：処置・食事・トイレ歩行・体交などで増強すると予測できる突出痛には，予防的投与も含めオピオイド速放製剤によるレスキューを検討する（**第3章-A-8**参照）
- **薬剤の効果**：投与前後のNRSの変化を評価する
- **随伴症状**：痛みの原因推定に役立ち原因治療により疼痛が緩和されることもある（例：腹痛＋嘔吐＝イレウス）

4 侵害受容性疼痛および神経障害性疼痛の識別

- 痛みの「部位」「性質・感じ方」「増悪因子・緩和因子」などの評価により「侵害受容性疼痛」である体性痛・内臓痛および「神経障害性疼痛」の鑑別を行う

A）侵害受容性疼痛

a. 体性痛

- **部位**：骨・関節・筋肉・皮膚など
- **特徴**：「ズキズキする鋭い痛み」などと表現され，**限局的で体動により増強**することが多い
- **対応**：主にNSAIDsなどの非オピオイド鎮痛薬で対応し，増強時にはオピオイド徐放製剤を併用し，体動時に予防的投与も含めたオピオイド速放製剤によるレスキューを検討する（**第3章-A-8**参照）

b. 内臓痛

- **部位**：肝臓や腎臓など被膜をもつ臓器・消化管など
- **特徴**：「ズーンとした鈍い痛み」などと表現され，**局在不明瞭で誘因なく感じる**ことが多い
- **対応**：オピオイド鎮痛薬の効果が期待でき，徐放製剤により持続痛に対応しながら速放製剤で突出痛に対するレスキューを行う（**第3章-A-1**参照）

B) 神経障害性疼痛

- **部位**：障害された神経伝導路末梢の**デルマトームに一致**
- **特徴**：「しびれるような」「ビリビリ電気が走るような」などと表現され，持続的に感じることも体動などが誘因となることもある
- **対応**：非オピオイド鎮痛薬やオピオイド鎮痛薬では無効な場合も多く，プレガバリン・デュロキセチン・ステロイド・リドカイン・ケタミンなどの**鎮痛補助薬**の併用を考慮する（**第4章-1，2参照**）．また**神経ブロック**の適応（**第4章-3参照**）や，骨転移が原因であれば**放射線照射**の適応（**第5章-B-5，13参照**）についても検討する

● これらの痛みの評価を通してWHO方式がん疼痛治療法の「3つの目標（**第1章-5**）」が達成できているかどうかも併せて確認する

> ⚠️ **Pitfall**
>
> **NRSは意外とあてにならない**
> ・NRSが7点という患者にオピオイド増量を提案すると「ほとんど痛みは気にならないし今の量で満足しているから大丈夫！」と元気に返事をされることもある．逆にNRSが1点という患者の眉間には皺が寄っており「早くお薬を増やしてください」と懇願されることもある
> ・また患者によっては高齢やせん妄などによりNRS自体の理解ができないこともあり，NRSのみを指標としてオピオイドのタイトレーションを行うと過量や不足となる場合がある．状況に応じて他のスケールを用いたり「痛みの日常生活への影響」「現治療の満足度」「患者の表情」「睡眠状態」などでも痛みを評価することが重要である

文献

1)「症例で身につくがん疼痛治療薬」（山口重樹，下山直人/編），p38（小杉寿文，佐藤英俊/著），羊土社，2014
2)「がん疼痛の薬物療法に関するガイドライン2014年版」（日本緩和医療学会/編），pp18-36，金原出版，2014

第2章
非オピオイド鎮痛薬

処方例中の NS は生理食塩水を示しています

第2章 非オピオイド鎮痛薬

1. アセトアミノフェン

Point

◆ 4,000mg/日まで使用可能であり「十分量」を「積極的」にNSAIDsやオピオイドと併用する[1]
◆ 高用量投与時には薬剤性肝障害の出現に注意する

1 アセトアミノフェンの概要

A) 本項で扱う薬剤の種類
- カロナール®錠
- アセリオ®静注液

B) 副作用
- 薬剤性肝障害を除き重篤な副作用は稀である
- 高用量（>1,500mg/日）で長期間投与する場合は**薬剤性肝障害の出現に注意**する

C) 注意事項
- **肝障害やアルコール多飲患者・低栄養患者**では薬剤性肝障害のリスクが高まるため慎重に投与する
- 2011年までは1,500mg/日までしか投与できなかったため、現在でも低用量で用いられがちであるが、がん性疼痛への効果を実感するためには**4,000mg/日までの「十分量」を「積極的」に**NSAIDsやオピオイドと併用することが重要である

D) 他剤と異なる特徴
- NSAIDsと異なり胃粘膜障害・腎障害・出血傾向・抗がん剤ペメトレキセド（アリムタ®）投与中の患者にも使用しやすい
- NSAIDsと異なり抗炎症作用はないが、「十分量」を用いれば骨転移や浸潤による痛みにも効果を実感できることが多い

2 定期処方

> **NSAIDs・オピオイド・鎮痛補助薬と併用可**
>
> 〈内服可能時や通院中〉
>
> ①カロナール®錠 ＜半減期：約2時間＞
>   1回500～1,000mg，1日4回（起床時・昼食後・夕食後・眠前）
>
> 〈内服困難時や入院中〉
>
> ②アセリオ®静注液1,000mg ＜半減期：約3時間＞
>   1回1Vを15分かけてDIV，1日3回（6時・14時・22時）
>   ※体重＜50kgでは15mg/kg/回，60mg/kg/日を上限とする

3 疼痛時の頓服処方

- 4,000mg/日までは定期投与中でも追加で使用可

〈内服可能時や通院中〉

①カロナール®錠 ＜半減期：約2時間＞
  1回500～1,000mg，疼痛時，4時間あけて

〈内服困難時や入院中〉

②アセリオ®静注液1,000mg ＜半減期：約3時間＞
  1回1Vを15分かけてDIV，疼痛時，4時間あけて
  ※体重＜50kgでは15mg/kg/回，60mg/kg/日を上限とする

> **⚠ Pitfall**
>
> **重複投与に注意**
>
> トラマドール配合錠（トラムセット®）やPL顆粒・市販の感冒薬にもアセトアミノフェンが配合されており，重複投与に注意する

4 こんな時に使おう！

- WHOの第1段階（第1章-7参照）において**最初に用いる鎮痛薬**として
- 胃粘膜障害・腎障害・出血傾向・ペメトレキセド（アリムタ®）による抗がん剤治療中などから**NSAIDsが使用しにくい時**

- 骨転移などでNSAIDsが定期投与されている場合，**オピオイドを導入する前にNSAIDsとの併用（定期・頓服）を検討**
- すでにNSAIDsやオピオイド・鎮痛補助薬を併用しているが痛みがすっきり取れない時（下記**症例**参照）

症例から学ぶ薬の使い方

NSAIDsやオピオイド・鎮痛補助薬にアセトアミノフェンを追加することで疼痛コントロールが改善した症例

48歳男性．左肺尖部肺がんの胸椎・肋骨への浸潤による疼痛と左手のしびれあり．胸椎へのRT（放射線治療）後，すでにオピオイドとして定期のオキシコンチン®錠，頓服のオキノーム®散，NSAIDsとしてロキソニン®錠，鎮痛補助薬としてリリカ®カプセルが定期処方されていた．RT後しばらく疼痛コントロールは良好であったが再燃．NRS=8の疼痛にて動けなくなり緊急入院となった．

◆ この症例への対応
- オキシコンチン®錠の増量を行った
- アセリオ®静注液1,000mg 1日3回のDIVを追加した

◆ 薬剤変更のポイント
- RT後に再燃してきた神経障害性疼痛を伴う痛みに対して，すでにNSAIDsやオピオイド・鎮痛補助薬が投与されており，オピオイド増量に加えてこれまで未使用であったアセトアミノフェンを追加した

◆ 症例の経過
- NRS=1と疼痛は改善し，オキノーム®散使用頻度も7回→1～2回/日と減少した．「点滴をした後に一番痛みがすっきり取れる」との発言があり，定期内服薬にカロナール®錠1回800mg，1日4回（3,200mg/日）を追加処方のうえ退院となった

文献

1) Stockler M, et al：Acetaminophen (paracetamol) improves pain and well-being in people with advanced cancer already receiving a strong opioid regimen: a randomized, double-blind, placebo-controlled cross-over trial. J Clin Oncol, 22：3389-3394, 2004

2)「がん疼痛の薬物療法に関するガイドライン2014年版」（日本緩和医療学会/編），pp76-77，金原出版，2014

第2章 非オピオイド鎮痛薬

2. NSAIDs

Point

- ◆ 抗炎症作用をもち骨転移痛などの体性痛に特に有効である
- ◆ オピオイド開始後も毒性に問題なければNSAIDsは継続し併用効果を期待する[1]
- ◆ プロドラッグであるロキソプロフェンやCOX2阻害薬であるセレコキシブでは胃粘膜障害が軽減される
- ◆ 腫瘍熱には半減期の長さや抗炎症作用の強さなどからナプロキセンが効果的である[2]

1 NSAIDsの概要

A) 本項で扱う薬剤の種類

- ロキソニン®錠
- セレコックス®錠
- ナイキサン®錠
- ロピオン®静注
- ボルタレン®サポ®

B) 副作用

- 重要な副作用として**胃粘膜障害・腎障害・血小板凝集機能低下**に留意する
- プロドラッグであるロキソプロフェン（ロキソニン®）やCOX2阻害薬であるセレコキシブ（セレコックス®）では胃粘膜障害が軽減されるが、これらの薬剤でも腎障害には注意が必要である
- COX2阻害薬では心血管イベントの増加が報告されている

C) 注意事項

- 抗がん剤ペメトレキセド（アリムタ®）の血中濃度を上昇させ

副作用を増加させうる
- 頻用される薬剤の落とし穴に注意する
  - ロキソプロフェン（ロキソニン®）の半減期は1.3時間で，効果は6時間程度しか持続しない
  - ジクロフェナクNa坐剤（ボルタレン® サポ®）は効果は強力だが，半減期や効果持続時間はロキソニン®同様短く，胃腸障害などの毒性も強い

D）他剤と異なる特徴
- 抗炎症作用をもつため骨転移痛などの体性痛に特に有効で，オピオイド開始後にも併用効果を期待できる
- ナプロキセン（ナイキサン®）は半減期の長さや抗炎症作用の強さなどから腫瘍熱に効果的とされる

2 定期処方

- アセトアミノフェン・オピオイド・鎮痛補助薬と併用可
- 胃粘膜障害の予防にH₂受容体拮抗薬やPPI（proton pump inhibitor：プロトンポンプ阻害薬）を併用する

内服可能時や通院中には①〜③のいずれかを，内服困難時や入院中には④を選択

① ロキソニン®錠 <半減期：約1.3時間>
　1回60mg，1日3回（起床時・14時・眠前）
　※1日3回，毎食後の処方では夕食後から朝食後まで12時間以上鎮痛薬が体内に入らず夜間に疼痛で覚醒するリスクがある

② セレコックス®錠 <半減期：約7時間>
　1回100〜200mg，1日2回（8時・20時）

③ ナイキサン®錠（腫瘍熱を伴う場合） <半減期：約14時間>
　1回100〜200mg，1日2回（8時・20時）

④ ロピオン®静注50mg ＋ NS（normal saline：生理食塩水）100mL <半減期：約6時間>
　30分かけてDIV，1日3回（6時・14時・22時）
　※日本で静注可能なNSAIDsはフルルビプロフェン アキセチル（ロピオン®静注）のみである

3 疼痛時の頓服処方

- すでにNSAIDsが定期投与されている場合には毒性に留意し，頓服にはアセトアミノフェンやオピオイド速放製剤を用いることが望ましい
- 鎮痛薬の定期内服がない場合にはNSAIDs頓服として下記を処方する
- 胃粘膜障害の予防にH_2受容体拮抗薬やPPIを併用する

内服可能時や通院中には①を，内服困難時や入院中には②や③を選択

① ロキソニン® 錠 ＜半減期：約1.3時間＞
　1回60mg，疼痛時，4時間あけて1日3回まで

② ロピオン® 静注50mg ＋ NS100mL ＜半減期：約6時間＞
　30分かけてDIV，疼痛時，4時間あけて1日3回まで

③ ボルタレン® サポ® ＜半減期：約1.3時間＞
　1回25〜50mg，疼痛時，6時間あけて1日2回まで

※ジクロフェナクNa坐剤（ボルタレン® サポ®）は胃腸障害などの毒性が強いため定期投与や頓服での運用は可能な限り避ける

⚠ Pitfall
1日3回・毎食後では夜間の鎮痛が甘くなる

ロキソニン®錠は1日3回・毎食後で投与されているケースが多いと思われるが，1日3回・毎食後では夕食後と朝食後が12時間以上あいてしまい，WHO方式がん疼痛治療法の第1目標である「痛みに妨げられない夜間の睡眠」（**第1章-5参照**）が達成できないことがある．毒性など問題がなければ起床時・14時・眠前など，大体8時間ごととなるよう投与する．また半減期の長いセレコックス®錠やナイキサン®錠への変更も考慮されうる（**第7章-2参照**）

4 こんな時に使おう！

- WHO 3段階除痛ラダーの第1段階（**第1章-7参照**）において最初に用いる鎮痛薬として

- 骨転移痛や炎症の強い腫瘍の疼痛コントロールに
- **オピオイド開始後も毒性に問題がなければNSAIDsは継続して**併用効果を期待[1]
- 他剤ではコントロール困難な**腫瘍熱にはナイキサン®錠を**[2]

➡ 冷や汗症例 も check！（第7章-2）

文献

1) Nabal M, et al：The role of paracetamol and nonsteroidal anti-inflammatory drugs in addition to WHO Step III opioids in the control of pain in advanced cancer. A systematic review of the literature. Palliat Med, 26：305-312, 2012

2) Chang JC：How to differentiate neoplastic fever from infectious fever in patients with cancer: usefulness of the naproxen test. Heart Lung, 16：122-127, 1987

3)「がん疼痛の薬物療法に関するガイドライン2014年版」（日本緩和医療学会/編），pp74〜76，金原出版，2014

第2章 非オピオイド鎮痛薬

3. 肝・腎障害時，経口摂取困難時の非オピオイド鎮痛薬

Point

- ◆ 肝機能障害の患者にはNSAIDsを選択する
- ◆ 腎機能障害の患者にはアセトアミノフェンを選択する
- ◆ 経口摂取困難時のアセトアミノフェンとしてアセリオ®静注液やドライシロップ製剤などが使用できる
- ◆ 経口摂取困難時のNSAIDsとしてロピオン®静注・ロキソプロフェンNa内服液・ボルタレン®サポ®などが使用できる

1 肝機能障害時

- NSAIDsを選択する
- 薬剤性肝障害のリスクが高まるため**アセトアミノフェンは避ける**
  ▶ 処方例は**第2章-2**参照

2 腎機能障害時

- アセトアミノフェンを選択する
- 薬剤性腎障害のリスクが高まるため**NSAIDsは避ける**
  ▶ 処方例は**第2章-1**参照
- 重篤な肝障害・腎障害にはアセトアミノフェン・NSAIDsとも禁忌であるが，人工透析中の患者には両者とも使用可能とされており[1]，必要性があれば透析医との相談のうえで投与を検討する

3 経口摂取困難時

A) アセトアミノフェン

- ドライシロップ製剤の経管投与やアセリオ®静注液などが使用できる(投与量に関しては**第2章-1を参照**し,ドライシロップ製剤は主成分として同等の量となるよう処方する)
- 坐剤としてアンヒバ®坐剤やアルピニー®坐剤があるが,小児用で用量が少ないためがん性疼痛への使用機会は少ない

B) NSAIDs

- ロキソプロフェンNa内服液(60mg/包=ロキソニン®1錠)の経管投与・ボルタレン®サポ®・ロピオン®静注などが使用できる(投与量に関しては**第2章-2参照**)
- **ボルタレン®サポ®は胃腸障害などの毒性が強い**ため定期投与や頓服での連用は可能な限り避ける

> **⚠ Pitfall**
> **がんや抗がん剤による急速な肝腎障害にも注意**
> ・肝転移の急速な増大,抗がん剤による薬剤性肝障害・腎障害などにより急速に肝腎機能が低下する場合もあるため注意する
> ・重篤な肝障害・腎障害にはアセトアミノフェン・NSAIDsとも禁忌とされており,臓器障害の程度・薬剤の必要性・患者の予後などにより,適応は慎重に検討する

文献

1)「透析患者への投薬ハンドブック改訂2版」(平田純生,他/著),じほう,2009

第3章
オピオイド鎮痛薬

処方例中の NS は生理食塩水を示しています

第3章 オピオイド鎮痛薬

A. 基本の知識

1. オピオイド使用の基本的イメージ

Point

- ◆ 持続痛には徐放製剤の定期投与を，突出痛には速放製剤の頓服投与（レスキュー）を行う
- ◆ 速放製剤でのレスキューは「嘔気や強い眠気がなく」「呼吸回数≧10回/分」であれば1時間あけて1日何回でも我慢させず使用させる
- ◆ レスキューの効果はあるが使用頻度が多くNRSの改善が乏しければ，オピオイド徐放製剤のタイトレーション（増量）を考慮する．その際，レスキュー必要量も増加することを忘れない

1 持続痛に対する対応

- オピオイド徐放製剤を12時間ごと（24時間製剤なら24時間ごと）に時間を決めて投与し，血中濃度を維持することで持続痛をカバーする（図1）

2 突出痛に対する対応

- 徐放製剤の血中濃度を超えて出現する突出痛に対しては，**オピオイド速放製剤の頓服投与（レスキュー）を，まずは1回量を同成分の徐放製剤1日量の1/6に設定して行う**（図1）
  - ▶ 速放製剤以外のレスキュー1回量
    - ・持続皮下注（静注）：1時間量（第3章-B-6参照）
    - ・フェンタニルROO製剤：個別の用量調節が必要（第3章-B-7参照）
    - ・アンペック® 坐剤：経口モルヒネ1日量×1/6×2/3（第3章-A-7, 8参照）
- レスキューの効果を認めるが1回で痛みがとりきれない時には

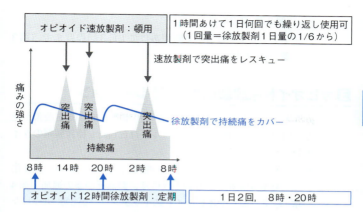

図1 オピオイド使用の基本的イメージ

レスキュー1回量の増量も検討されうる
- 他成分の速放製剤でレスキューを行う場合（例：オキシコドンであるオキシコンチン®使用時にモルヒネであるオプソ®でレスキューする場合）には**成分間での換算**（第3章-A-7, 8参照）のうえで1回量を指示する必要がある
  - ▶ 実際には**換算表**（付録A）を参照し現在の徐放製剤の1日量に見合った**各速放製剤のレスキュー1回量**を確認すればよい
- 速放製剤でのレスキューは「嘔気や強い眠気がなく」「呼吸回数≧10回/分」であれば**1時間あけて1日何回でも我慢させず使用**させる
  - ▶ これによって患者の症状軽減につながるだけでなく，医療者も「麻薬のタイトレーションで対応できる痛みなのか」「どの程度の麻薬量が必要なのか」などの情報を得ることができる（Pitfall, 第7章-4参照）
  - ▶ 速放製剤以外のレスキューの不応期・回数制限
    - ・持続皮下注（静注）：15〜30分あけて回数制限なし（**第3章-B-6参照**）
    - ・フェンタニルROO製剤：2時間（アブストラル®舌下錠）or 4時間（イーフェン®バッカル錠）あけて1日4回まで

（第3章-B-7参照）
- アンペック®坐剤：2時間あけて1日3回程度まで（第3章-B-2参照）

3 オピオイド徐放製剤のタイトレーション

- レスキューによる効果は認めるが使用頻度が多くNRS改善が乏しい時は，持続痛のコントロール不良と判断し**徐放製剤のタイトレーションを行う**
  - レスキューを頻用しても眠気や嘔気など副作用のみが顕在化し，疼痛が緩和されないときには，**鎮痛補助薬の追加**（第4章-1，2参照）や**オピオイドスイッチング**（第3章-A-7）などを検討する
- オピオイド徐放製剤の**タイトレーション時には，レスキュー1回量も増量が必要である**（第7章-3参照）
  - 換算表（**付録A**）を参照し増量後の徐放製剤の1日量に見合った各速放製剤のレスキュー1回量を確認する
- タイトレーションについての詳細は**第3章-A-6**を，突出痛へのレスキューについての詳細は**第3章-A-8**参照

> ⚠️ **Pitfall**
>
> **オピオイドのレスキューは我慢させず使用させる**
>
> ・"なるべくお薬を使わないように"とレスキューを我慢される患者が多い．そのような患者には「我慢する方がかえって気分が滅入り体力を低下させること」を伝え，オピオイド速放製剤であれば「**嘔気や強い眠気がなければ1時間あけて1日何回でも使用できること**」を教育する．また，レスキュー1時間後に疼痛が残存していた場合，患者が「この薬は効果がない」と判断して次のレスキューを行わなければ「オピオイドの量が不足しているのか，薬剤が合っていないのか」の判断がつかないことも併せて患者に説明する
>
> ・これらからは**速放製剤に関しては"レスキューは4時間あけて"**などという指示はすべきではない．これは患者に我慢を強いることがないようにという意義はもちろん，医療者にとっても「現在の麻薬のタイトレーションで対応できる痛みなのか」「どの程度の麻薬量がまだ不足しているのか」「我慢せず用いても麻薬の副作用のみが顕在化しているため，他の手段を検討しなければならないのか」などが判断できるため重要である（第7章-4参照）

A. 基本の知識
2. オピオイドの副作用対策

Point

- ◆ オピオイド初回投与時から嘔気対策としてプロクロルペラジンなどを投与するが、錐体外路症状の副作用に注意し嘔気がなければ2週間以内に中止する
- ◆ オピオイド初回投与時から便秘対策として酸化マグネシウム・センノシドなどを投与するが、下痢時には一時中止する
- ◆ 嘔気・便秘の他に、眠気・せん妄・ミオクローヌス・排尿障害・掻痒感・口渇などが副作用として問題となる
- ◆ すべての副作用に対して、対応困難時にはオピオイドスイッチングや、疼痛コントロールが許せばオピオイドの減量を考慮する
- ◆ 両側縮瞳・高度の呼吸抑制など過量症状が強いときには拮抗薬ナロキソンを使用する

1 嘔気対策

- 患者がオピオイド開始時に嘔気を経験すると、その後のオピオイドに対するコンプライアンスが著しく低下する
- オピオイドはNSAIDsとは異なり天井効果がなく、痛みの増強に合わせて上限なく増量可能な薬剤であるため、患者のオピオイドへの拒否感は病状悪化時の疼痛治療に大きな影響を与える。このため**オピオイド初回使用時から嘔気の対策を怠らないことが重要である**（**第7章-1参照**）
- 薬剤としては抗ドーパミン作用のあるプロクロルペラジン（ノバミン®）やハロペリドール（セレネース®）の内服や注射などが選択される

◆嘔気対策の処方例

①ノバミン® 錠 5mg
- オピオイド徐放製剤定期内服時
  1回1錠,1日3回
- オピオイド速放製剤頓服のみ内服時
  1回1錠を速放製剤内服時に同時に内服
  - ただし速放製剤頻用時には常に同時内服はさせず,ノバミン®は4時間以上あけて1日3回まで,あるいは1日3回の定期内服とする

- **錐体外路症状の副作用があるため,嘔気がなければ2週間以内に中止**する
- 内服困難時にはノバミン®注・セレネース®注・ドンペリドン(ナウゼリン®)坐剤などを使用する
- 効果が乏しければ**第5章-B-2**も参照し,作用機序の異なる他剤を併用してもよい

2 便秘対策

- オピオイドの副作用として**便秘はほぼ必発**であり,油断をすると短期間の投与でも重度の便秘となってしまう.このため**開始時に便秘傾向がなくても緩下剤を併用すること**が望ましい

◆便秘対策の処方例

①酸化マグネシウム錠 330mg
  1回1〜2錠,1日3回
②プルゼニド® 錠 12mg
  1回1〜2錠,1日1回(眠前)

- 下痢時には一時中止するが,**宿便の脇を下痢便がすり抜けて見かけ上,下痢に見えているだけ**のこともあるため触診や画像検査も参考に判断する
- 内服困難時にはピコスルファートNa(ラキソベロン®)内用

液・ビサコジル（テレミンソフト®）坐薬・グリセリン浣腸液などを使用する
- ▶ 効果が乏しければ**第5章-B-3**も参照し，作用機序の異なる他剤を併用してもよい

3 その他の副作用対策

- **眠気**：眠気は「不快な眠気」なのか「心地よい眠気」なのかをまず確認する
  - ▶ **眠気は開始後あるいは増量後数日で耐性ができるため「心地よい眠気」であれば経過をみる**
  - ▶ 「不快な眠気」の場合は疼痛アセスメントができていなかったため不適切なオピオイド増量がなされている可能性も考え，非オピオイド鎮痛薬や鎮痛補助薬の併用によりオピオイドの減量ができないかを検討する
  - ▶ 薬物療法としてはペモリン（ベタナミン®）を用いる場合がある
- **せん妄**：せん妄はオピオイド以外の多岐にわたる原因によって**起こり得るため鑑別診断が重要である**．薬物治療については**第5章-A-2**を参照されたい
- **ミオクローヌス**：ミオクローヌスは「ピクッと痙攣する」と訴えられる不随意運動であり，薬物治療としてはクロナゼパム（リボトリール®・ランドセン®）を考慮する
- **排尿障害**：抗コリン作用による排尿障害に対しては，尿道括約筋を弛緩させる$α_1$受容体遮断薬タムスロシン（ハルナール®）や，排尿筋を収縮させるコリン作動薬ジスチグミン（ウブレチド®）などを考慮し，状況に応じてバルーン留置を行う
- **掻痒感**：掻痒感には抗ヒスタミン薬が処方されるが無効なことも多く，5HT$_3$拮抗薬や亜鉛華軟膏・サリチル酸軟膏・ステロイド外用薬などが用いられる場合もある
- **口渇感**：口渇にはリン酸二カリウム・無機塩類配合剤（サリベート®エアゾール）などの人工唾液の使用を考慮する

◆対応困難時の対処・注意点

- これらすべての副作用に対して，上記で対応困難な場合にはオピオイドスイッチング（**第3章-A-7**参照）や，疼痛コントロールが許せばオピオイドの減量も考慮する
- 両側縮瞳・高度の呼吸抑制など過量症状が強いときには，呼吸停止や誤嚥など状況悪化を避けるため**拮抗薬ナロキソン**を使用する（**第3章-A-3**参照）
- オピオイド注射剤は同成分の徐放性経口オピオイドと比較して消化管毒性を生じにくい（**第3章-B-6**参照）と考えられているが，消化器がん患者や高齢者などのハイリスク患者やオピオイドをはじめて投与する場合には，嘔気・便秘に対する予防投与を十分に行う
- トラマドール（**第3章-B-1**参照）などの弱オピオイドでも嘔気・便秘は生じ得るため，強オピオイド同様これらの副作用に対する予防投与を考慮する

> ⚠ **Pitfall**
>
> **本当にオピオイドの副作用か**
>
> ・オピオイドの副作用として現れる症状は，がん自体や抗がん剤治療によって，あるいはがんと無関係な疾患によっても生じ得るものである．例えば排尿障害は前立腺肥大から，傾眠やミオクローヌスは脳転移からも起こり得る．嘔気に関しては抗がん剤の副作用・脳転移・がん性髄膜炎・電解質異常・イレウスなども原因として考えられる．
>
> ・大事な点はこれら嘔気の原因によってそれぞれ対応方法が異なるということであり，常に鑑別診断の意識をもつことが重要である（**第5章-B-2**参照）．緩和ケアは漫然と同一の対症療法を行う医療ではなく，内科学の知識を総動員して苦痛症状の鑑別診断を行い，原因に応じて最適な対応を導き出す科学的な医療である

文献

1）「がん疼痛の薬物療法に関するガイドライン2014年版」（日本緩和医療学会/編），pp57-63，pp181-211，金原出版，2014

第3章 オピオイド鎮痛薬

A. 基本の知識

3. オピオイド過量の診断とナロキソンによる拮抗

Point

- ◆ オピオイド内服中の患者に「意識障害」「両側縮瞳」「呼吸抑制(呼吸回数＜10回/分)」を認めればオピオイド過量を考える
- ◆ 原疾患の悪化や抗がん剤の毒性による急速な肝腎機能の低下が原因で,直近のオピオイド増量がない場合や少量のオピオイドであっても過量となる場合もあるため注意する
- ◆ 過量症状には拮抗薬ナロキソンを使用するが「呼吸抑制の切迫度」と「疼痛増悪や退薬症状のリスク」とのバランスを考え適応や投与量を決定する

1 オピオイド過量の診断

- がん患者の意識障害の鑑別においては「脳転移」「がん性髄膜炎」「高Ca血症や低Na血症などの電解質異常」「高CO_2血症」「血糖異常」「肝腎不全」「感染」などに加えて「オピオイド過量」を考える
- オピオイド過量は呼吸抑制や誤嚥などで死亡につながるリスクがある一方で,**拮抗薬ナロキソンでリバースできるため「疑うこと」が重要**である
  - ▶ 救急室で意識障害患者来院時に即座に投与する「昏睡カクテル」の内容は,日本では「低血糖に対するブドウ糖」「Wernicke脳症予防のためのビタミンB_1(サイアミン)」であるが,麻薬中毒の多い米国では「ナロキソン」も昏睡カクテルに加える
- オピオイド過量の症候として「**意識障害**」「**両側縮瞳**」「**呼吸抑制(呼吸回数＜10回/分)**」がある
- がんの病状悪化や抗がん剤の毒性により急速に肝機能や腎機能が低下する場合,オピオイドが増量されていなくても,あるい

は少量のオピオイドであっても効果が急激に遷延する場合もあるため，がん患者の意識障害の鑑別には常にオピオイド過量も考えておく（Pitfall，第7章-9参照）
- オピオイド過量症状としての呼吸抑制は眠気を経て出現するが，他のオピオイドより眠気の少ないフェンタニルでは，**急速に呼吸抑制に陥る可能性**があることに注意する（第3章-B-4参照）
- オピオイド中止やナロキソン使用によるオピオイド退薬症状としては以下に留意する

・疼痛増悪	・あくび
・倦怠感	・下痢・嘔吐
・焦燥・不安感	・頻脈・高血圧
・流涙・鼻汁・発汗	

2 ナロキソンの処方例

①高度の呼吸抑制や意識障害があり死亡のリスクが切迫している時
ナロキソン 0.2mg 1A（1mL）静注＋オピオイド一時中止

②呼吸抑制や意識障害はあるが切迫したリスクが少ないと判断される時
〔ナロキソン 0.2mg 1A（1mL）＋ NS 9mL〕*（計10mL）＋オピオイド減量 or 一時中止（遷延の程度により判断）
　*を 1mL（0.02mg）ずつ静注

- ▶ ①②とも呼吸回数 ≧ 10回/分と安定するまで繰り返し使用
- ▶ **ナロキソンの作用時間は30分程度**であり，特に徐放製剤やフェンタニル貼付剤など半減期の長いオピオイドが過量となっている場合，呼吸・意識が回復した後も**厳重な経過観察が必要**
- オピオイドを一時中止した場合は**疼痛出現や退薬症状に注意**し，呼吸回数 ≧ 10回/分となったらまずは**レスキューから再開**

- レスキューの使用頻度と効果により新たに安全な至適量を見極めたうえで徐放製剤を再開
- ただし腎障害がオピオイド過量の原因だった場合，**フェンタニルやタペンタドールへのスイッチングが安全（第3章-A-4参照）**

> ⚠ *Pitfall*
>
> **オピオイド過量と疑ったらどうすべきか**
>
> ・緩和医療教育が進んできた現在においては，不適切な処方によるオピオイド過量をナロキソンで拮抗することは以前に比べて少なくなってきた．要注意なのは前述したとおり「**少量のオピオイド**」や「**オピオイド増量エピソードなし**」であっても，**原疾患の悪化や抗がん剤の毒性により急速な肝腎機能の低下をきたした場合，オピオイド過量を疑わなければならないこと**である
>
> ・ナロキソンは疼痛増悪も含めた退薬症状を考慮し，希釈して少量ずつ用いる方法（処方例②）のみを勧めている成書もあるが，一律に希釈して用いるべきではない．高度の呼吸抑制や意識障害により死亡のリスクが切迫している場合には，呼吸停止を早急に回避する方が優先されるため，添付文書どおり 0.2 mg 1A を静注し必要があれば追加投与も行うべきと考える（**第7章-9参照**）．

文献

1）「がん疼痛の薬物療法に関するガイドライン 2014年版」（日本緩和医療学会/編），pp60-61, 金原出版，2014

第3章 オピオイド鎮痛薬

A. 基本の知識
4. どのオピオイドを選択するか

Point

- ◆ 腎障害があればモルヒネ製剤は避ける
- ◆ 肝障害があればどのオピオイドも遷延のリスクがあるため少量から慎重に投与する
- ◆ 呼吸困難や咳嗽がある場合,腎障害がなければモルヒネ製剤を選択する
- ◆ 消化器症状がある場合,消化器毒性の少ないタペンタドールやフェンタニル製剤を選択する
- ◆ 眠気・せん妄のリスクが高い高齢者ではモルヒネは避け,他のオピオイドを選択する

1 強オピオイド鎮痛薬の副作用の比較[1〜5]

- オピオイドの副作用については過去の研究や臨床経験から概ね表1のように捉えられているが,最近の研究やシステマティックレビューからはモルヒネとオキシコドンの副作用(腎臓への影響を除く)は同等と考えられるようになってきている[6,7].また新薬タペンタドールについても今後さらなる症例集積が必要である
- すなわちどのオピオイドを選択する場合でも副作用対策(第3章-A-2参照)を怠ってはならない

表1 強オピオイド鎮痛薬の薬剤ごとの副作用の比較

副作用	薬剤
眠気・せん妄	モルヒネ>オキシコドン>フェンタニル
嘔気	モルヒネ>オキシコドン>フェンタニル・タペンタドール
便秘	モルヒネ・オキシコドン>フェンタニル・タペンタドール
腎不全時の遷延	モルヒネ>オキシコドン>フェンタニル・タペンタドール

2 症状やリスクに応じた強オピオイド鎮痛薬の選択

- 患者の状態に合わせた強オピオイド鎮痛薬の選択の仕方は図1に示す

A) 腎障害あり[8]

- モルヒネは効果が遷延するため避ける（第3章-B-2参照）
- オキシコドンは比較的安全に使用できるが全く遷延しないわけではないため注意する（第3章-B-3参照）
- フェンタニル・タペンタドールは肝臓で非活性代謝物に代謝されるため他剤と比較して安全に使用できると考えられている（第3章-B-4, 5参照）
- 上記より**透析患者にはフェンタニルの選択が望ましい**と考えられる
  - タペンタドールは新薬のため透析患者への安全性については今後の症例集積が必要である

B) 肝障害あり

- どのオピオイドも遷延のリスクがあるため少量から慎重に投与する（第3章-A-3, 第7章-9参照）

C) 呼吸困難・咳嗽あり

- 腎障害がなければ**呼吸困難へのエビデンスのあるモルヒネ**[9]を選択する（第3章-B-2参照）
- 腎障害があればオキシコドンを選択する（第5章-B-12参照）

D) 嘔気・便秘など消化器症状ありor消化器毒性が心配される高齢者

- **消化器毒性の少ないフェンタニル**[3]・**タペンタドール**[4,5]を選択する（第3章-B-4, 5参照）

E) 眠気・せん妄のリスクが高い高齢者

- これらの頻度が高いモルヒネは避け，他のオピオイドを選択する[1]（第3章-B-2参照）

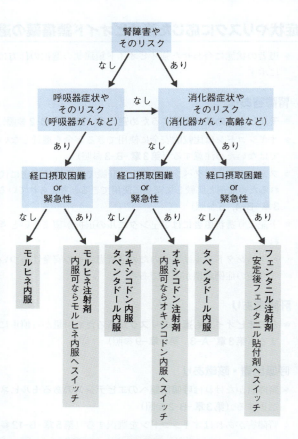

図1　使用する強オピオイド鎮痛薬の決定の仕方
・肝障害がある場合はどのオピオイドも遷延するリスクがあるため注意する
・眠気やせん妄のリスクの高い高齢者ではモルヒネは避けた方がよい
・オキシコドンも高度の腎機能障害では遷延するリスクがあるため注意する

> ⚠ **Pitfall**
>
> ### 症状や臓器機能の推移を考えオピオイドを選択する
>
> 患者の症状や臓器機能が今後どのように推移するかの見通しを立てずオピオイドを選択すると後で慌てることとなる
> - CDDPを使用しているので腎機能が増悪するかもしれない
> - 多発肝転移があるので肝機能が急速に悪化するかもしれない
> - 頭頸部がんのCRT中であり今後経口摂取困難となるかもしれない
> - がん性腹膜炎があるため今後消化器症状が出現するかもしれない
> - 肺がんであり今後咳嗽や呼吸困難が出現するかもしれない
>
> など，患者の今後の病状を推定したうえでオピオイドを選択することや，オピオイドスイッチングのプランを事前に立てておくことが大切である

文献

1) 「ここが知りたかった緩和ケア（増補版）」（余宮きのみ/著），pp12-14, 南江堂, 2016
2) Heiskanen T & Kalso E: Controlled-release oxycodone and morphine in cancer related pain. Pain, 73: 37-45, 1997
3) Clark AJ, et al: Efficacy and safety of transdermal fentanyl and sustained-release oral morphine in patients with cancer and chronic non-cancer pain. Curr Med Res Opin, 20: 1419-1428, 2004
4) Kress HG, et al: Tapentadol prolonged release for managing moderate to severe, chronic malignant tumor-related pain. Pain Physician, 17: 329-343, 2014
5) Imanaka K, et al: Efficacy and safety of oral tapentadol extended release in Japanese and Korean patients with moderate to severe, chronic malignant tumor-related pain. Curr Med Res Opin, 29: 1399-1409, 2013
6) Riley J, et al: Morphine or oxycodone for cancer-related pain? A randomized, open-label, controlled trial. J Pain Symptom Manage, 49: 161-172, 2015
7) Schmidt-Hansen M, et al: Oxycodone for cancer-related pain. Cochrane Database Syst Rev, 27: 2: CD003870, 2015
8) 「がん疼痛の薬物療法に関するガイドライン2014年版」（日本緩和医療学会/編），pp56-57, 金原出版, 2014
9) Abernethy AP, et al: Randomised, double blind, placebo controlled crossover trial of sustained release morphine for the management of refractory dyspnoea. BMJ, 327: 523-528, 2003

第3章 オピオイド鎮痛薬

A. 基本の知識

5. どの投与経路でオピオイドを投与するか

Point

- ◆WHO方式がん疼痛治療法の「5つの原則」にしたがって調節性のよい経口投与を原則とする
- ◆短時間の痛みであればオピオイド速放製剤の頓服で処方を開始し，疼痛増悪時にはオピオイド徐放製剤＋速放製剤によるレスキューへと移行する
- ◆痛みが長時間持続する場合には最初からオピオイド徐放製剤＋速放製剤によるレスキューで処方を開始する
- ◆強い痛みを短期間でとる必要がある場合はオピオイド持続皮下注（静注）によるラピッドタイトレーションを行う

1 持続時間の短い痛みにオピオイドを開始する時

- オピオイド速放製剤の頓服で処方を開始し，疼痛増悪時にはオピオイド徐放製剤＋速放製剤によるレスキューへと移行する
- オキシコドン速放製剤であるオキノーム®散には低用量の2.5mg製剤があり，最初に用いるオピオイドとしてお勧めである（**第3章-B-3参照**）

◆速放製剤頓服から開始する場合の処方例

NSAIDs・アセトアミノフェン・鎮痛補助薬と①〜④を併用

〈オキシコドン速放製剤〉
①オキノーム®散 2.5mg
　1回1包，苦痛時，1時間あけて何回でも使用可

〈制吐薬〉
②ノバミン®錠 5mg
　1回1錠をオキノーム®散内服時に同時に内服
　・ただし速放製剤頻用時には常に同時内服はさせず，ノバミン®

は4時間以上あけて1日3回まで,あるいは1日3回の定期内服とする
- いずれにしても錐体外路症状の副作用があるため嘔気がなければ2週間以内に中止する

〈緩下剤〉

③酸化マグネシウム錠330mg
1回1〜2錠,1日3回 ※下痢時はスキップ

④プルゼニド®錠12mg
1回1〜2錠,1日1回(眠前) ※下痢時はスキップ
- ③④の緩下薬はオキノーム®散内服頻度や便の状態により頓服対応としてもよい

- 上記で開始しオキノーム®散2.5mgを1日4回(10mg)以上用いるようであれば徐放製剤オキシコンチン®錠5mgを1回1錠,1日2回(8時・20時)で開始し,副作用対策も定期内服とする(第3章-B-3参照)

2 持続時間の長い痛みにオピオイドを開始する時

- 最初からオピオイド徐放製剤+速放製剤によるレスキューで処方を開始する(第3章-B-2, 3, 5参照)

3 強い痛みを短期間でとる必要がある時

- オピオイド持続皮下注(静注)によるラピッドタイトレーションを行う(第3章-B-6参照)

4 経口摂取困難時

A) 経鼻胃管や胃瘻から経管投与する(5処方例参照)

- 定期:徐放性モルヒネ製剤〔モルペス®細粒(牛乳やエンシュア・Hなどに溶解可)〕
- レスキュー:速放性モルヒネ製剤(オプソ®内服液)や速放性オキシコドン製剤〔オキノーム®散(水に溶解可)〕など

B) 持続皮下注（静注）＋1時間量の早送りで対応する

(第3章-B-6参照)
- モルヒネ注射剤（プレペノン®）・オキシコドン注射剤（オキファスト®）・フェンタニル注射液など

C) 定期のフェンタニル貼付剤＋レスキューとして下記薬剤で対応する

- フェンタニルROO製剤・アンペック®坐剤など
  - フェンタニル貼付剤は他の徐放性オピオイドからの切り替え時のみ適応となる（第3章-B-4参照）
  - アンペック®坐剤の作用持続時間は8時間と徐放製剤なみに長いため、頻回のレスキューに用いれば容易に過量投与となってしまうため注意する．
  - なお内服困難時のフェンタニル貼付剤とアンペック®坐剤でのレスキューの組合わせは、ともに半減期が長く血中濃度調節も難しいため、「貼付剤＋ROO製剤」や調節性のよい「持続皮下注（静注）＋早送り」でのコントロールも考慮する（第3章-B-2, 4, 6参照）

5 経鼻胃管・胃瘻からの処方例

NSAIDs・アセトアミノフェン・鎮痛補助薬と①〜⑤を併用

・経口摂取困難時のNSAIDsやアセトアミノフェンについては第2章-3を参照

〈モルヒネ徐放製剤〉

① モルペス®細粒 10mg 20mLの溶解液に懸濁
  1回10mg, 1日2回（8時・20時）
  ・モルヒネ製剤であり**腎障害時には使用を避ける**
  ・溶解液としては細粒の残存や閉塞防止のためカゼイン含有量の多い牛乳、エンシュア®・H、ヤクルトなどが適している[1]

〈モルヒネまたはオキシコドン速放製剤：レスキュー〉

② オプソ®または オキノーム®
  ・オプソ®内服液 5mg：1回1包, 苦痛時, 1時間あけて何回でも使用可

- オプソ®はモルヒネ製剤であり**腎障害時には使用を避ける**
- オキノーム®散2.5mg：10mLの水に溶解．1回1包，苦痛時，1時間あけて何回でも使用可

〈制吐薬〉

③ノバミン®錠5mg 簡易懸濁法で懸濁

1回1錠，1日3回 ※嘔気がなければ2週間以内に中止

〈緩下剤〉

④酸化マグネシウム錠330mg 簡易懸濁法で懸濁

1回1〜2錠，1日3回 ※下痢時はスキップ
- 酸化Mg散剤は溶解時に残渣が生じるため避ける

⑤ラキソベロン®内用液

1回10〜15滴，1日1回（眠前）※下痢時はスキップ
- プルゼニド®錠は粉砕しても溶解しにくいため避ける

● 上記で開始し**換算表（付録A）**を利用して適切なレスキュー（第3章-A-8参照）・タイトレーション（第3章-A-6参照）・オピオイドスイッチング（第3章-A-7参照）を行う

> ⚠️ **Pitfall**
>
> **状況に応じて適切なオピオイド開始方法を選択する**
>
> WHO方式がん疼痛治療法の「5つの原則（第1章-6）」ではオピオイド経口薬の定時投与が勧められているが，本稿で述べたとおり短時間の痛みであればオピオイド速放製剤の頓服から開始したり，強い痛みを緊急でとる必要があればオピオイド注射剤を用いたラピッドタイトレーション（第3章-B-6参照）を行うなど，痛みの状況に応じて適切なオピオイド開始方法を選択することが重要である．短時間の痛みのみでオピオイド徐放製剤を開始すれば，副作用対策を行っていても嘔気や眠気が問題となる場合があるため注意する

文献

1）国分秀也，他：硫酸モルヒネ徐放性細粒（モルペス®細粒）における経管投与時のシリンジおよびカテーテルへの付着の検討．新薬と臨床，52：461-469, 2003

A. 基本の知識
6. オピオイドタイトレーション

Point

- 1日に12時間以上痛みが残存する場合（持続痛の残存），速放製剤でのレスキュー回数が4回/日以上の場合，徐放製剤の定期投与前（薬の切れ目）に常に痛みが増強する場合にはタイトレーション（増量）を考慮する
- 前日のレスキュー合計量を参考に定期徐放製剤投与量の30〜50％増量を原則とするが，増量後はレスキュー必要量も増加することを忘れない
- 増量間隔は持続皮下注（静注）では24時間，徐放製剤では48時間，フェンタニル貼付剤では72時間を原則とする
- 「非オピオイド鎮痛薬が併用されていること」「レスキューが正しく使用されていること」「レスキューの効果が認められていること」「持続痛の残存であること」がタイトレーションの前提である
- 安静時のNRSが低く体動時・処置時・食事時などの痛みにのみレスキューを使用している場合，安易に増量を行うと眠気など副作用だけが顕在化するため注意する

1 タイトレーションを考慮する場合と，その際の注意点

- 以下の場合は持続痛のコントロール不良を疑い，オピオイドタイトレーションを検討する

　①1日に12時間以上痛みが残存する場合（持続痛の残存）
　②速放製剤でのレスキュー回数が4回/日以上の場合
　③徐放製剤の定期投与前（薬の切れ目）に常に痛みが増強する場合

- **定期徐放製剤投与量の30〜50％増量を原則とする**．この際に前日のレスキュー合計量をオピオイド不足量の目安として上乗

せを検討するが，純粋な突出痛へのレスキューや予防的レスキューまで合計量に含めると過量となるリスクがあるため**「レスキュー合計量＞50％増量分」の場合は50％までの増量にとどめる方が安全である**
- **タイトレーション後はレスキュー必要量も増加することを忘れない（第7章-3参照）**
  - 換算表（付録A）を参照し増量後の徐放製剤の1日量に見合った各速放製剤のレスキュー1回量を常に確認する

2 増量の考え方

例）定期徐放製剤オキシコンチン®錠40mg/日内服中

レスキューとして速放製剤オキノーム®散を5mg×7回/日使用
⇒この場合のタイトレーションについて考えてみよう
①50％増量
　⇒40＋40×0.5＝60mg/日への増量：過量にはなりにくい
②レスキュー合計量の上乗せ方式
　⇒40＋5×7＝75mg/日への増量＞50％増量：過量となるリスク
  - 上記のように①＜②であれば①を採用する方が過量にならず安全であるが，明らかな持続痛コントロール不良に対してレスキューを頻用している場合には50％以上の増量も慎重に検討され得る
  - 60mg/日への増量後にはレスキュー1回量も60×1/6＝10mgへ増加することを忘れない〔**換算表（付録A），第7章-3参照**〕
- **増量間隔は持続皮下注（静注）では24時間，徐放製剤では48時間，フェンタニル貼付剤では72時間を原則とする**が，疼痛コントロール不良時にはこの限りではない

3 タイトレーションの前提

A) 非オピオイド鎮痛薬が併用されていること
- WHO方式がん疼痛治療法の「3段階除痛ラダー(**第1章-7**)」に示されているとおり,アセトアミノフェンやNSAIDsなど第1段階の非オピオイド鎮痛薬がきちんと併用されているか?
  - ▶ オピオイド開始時に**NSAIDsを中止することで落ち着いていた骨転移痛などが増強する可能性**があり注意する(**第7章-2**参照)

B) レスキューが正しく使用されていること(第3章-A-8参照)
- オピオイド速放製剤は「嘔気や強い眠気がなく」「呼吸回数≧10回/分」であれば,至適量を1時間あけて1日何回でも我慢せず使用できているか?
  - ▶ レスキュー1時間後に疼痛が残存していた場合,患者が次のレスキューを行わなければ「現在のオピオイドがまだ不足しているから効果がないのか」「現在のオピオイドが効きにくい痛みだから効果がないのか」の判断がつかない(**第7章-4**参照)
  - ▶ タイトレーション時のレスキュー増量忘れなどにより,レスキュー至適量が正しく処方されていない場合もよくあるため,**換算表(付録A)を参照し現在の徐放製剤の1日量に見合った各速放製剤のレスキュー1回量を常に確認する**(**第7章-3**参照)

C) レスキューの効果が認められていること
- レスキューを頻用しているが,実は眠気や嘔気などが顕在化するだけで痛みの改善につながっていないのではないか?
  - ▶ 正しくレスキューを用いても効果がない場合はタイトレーションではなく,**鎮痛補助薬の追加(第4章-1,2参照)やオピオイドスイッチング(第1章-A-7)**などを検討する

D) 持続痛(1日に12時間以上)の残存であること
- レスキューを頻用しているが,実は安静時のNRSは低く,体動

時・処置時・食事時などの痛みにのみレスキューや予防的レスキューを使用しているのではないか？

▶ **持続痛ではなく，突出痛に対してレスキューや予防的レスキューを用いている場合，レスキュー回数が多くても安易に増量すれば眠気など副作用のみが増強**する．このようなときにはレスキュー対応を継続し，場合によってはレスキューの1回量を増量する（第3章-A-8，第7章-7参照）

> ⚠️ **Pitfall**
>
> **「タイトレーションの前提」を必ず確認する**
>
> A）～D）の「タイトレーションの前提」は非常に重要である．これらの確認を疎かにしたまま安易にタイトレーションが行われて失敗するケースをよくみるが，何度も本稿を読み返してA）～D）を徹底するだけでも，疼痛コントロールの実力はかなり上がると思われる

文献

1）「がん疼痛の薬物療法に関するガイドライン2014年版」（日本緩和医療学会/編），pp155-160, 金原出版, 2014

第3章 オピオイド鎮痛薬

A. 基本の知識
7. オピオイドスイッチング

Point

- **有効な鎮痛効果が得られない場合や副作用が問題となりタイトレーションが困難な場合**には他のオピオイドへの変更（オピオイドスイッチング）を考慮する
- スイッチングに際しては**オピオイド換算表（付録A）**を用いて現在のオピオイドと等力価となるように新たなオピオイドを処方する
- 現在のオピオイドが高用量の場合は一度にスイッチングを行わず30％程度ずつ数回に分けてスイッチングを行う
- 「現オピオイドの中止」「新オピオイドの開始」のタイミングはスイッチングのパターンにより異なるため，必ず**オピオイドスイッチングのタイミング（付録B）**を確認する
- 「適切なレスキューやタイトレーション」「適切な副作用対策」「鎮痛補助薬・放射線・神経ブロックなど他の手段の検討」が行われていることがスイッチングの前提である

1 オピオイドスイッチングを検討する場合

①適切なレスキュー（**第3章-A-8参照**）やタイトレーション（**第3章-A-6参照**）が行われても有効な鎮痛効果が得られない場合
②適切な副作用対策（**第3章-A-2参照**）が行われてもオピオイドの副作用が問題となりタイトレーションが困難な場合

2 スイッチングの実際

A) オピオイド換算の基本公式

- 換算表（**表1・付録A**）で実際に確認してみよう

① 経口モルヒネ × 1/2 ＝モルヒネ注射剤
② 経口モルヒネ × 2/3 ＝モルヒネ坐剤＝経口オキシコドン
③ 経口オキシコドン × 3/4 ＝オキシコドン注射剤
④ モルヒネ注射剤 ＝オキシコドン注射剤（①〜③より）
⑤ 経口オキシコドン × 5 ＝経口タペンタドール
⑥ 経口モルヒネ × 1/100 ＝フェンタニル注射剤
⑦ フェンタニル注射剤 ⇒ 換算表 ⇒ フェンタニル貼付剤

- スイッチングや投与経路の変更に際してはオピオイド換算表（表1）を用いて現在のオピオイドと等力価となるように新たなオピオイドを処方する
  - 換算表はあくまで目安であり，換算表に従っても過量となったり副作用が増悪する場合もあることに留意し，**病状悪化時や高齢者では25〜50％少なめに換算**したり，**高用量からのスイッチングを行う場合は30％程度ずつ段階的にスイッチングを行う**など個別的に対応する
  - 疼痛コントロールは良好であるが副作用のためにスイッチングを行う場合，オピオイド間の不完全な交叉耐性のため新たなオピオイドに耐性ができておらず，換算表より少なめが等力価となる可能性がある
  - ただし現実的にはスイッチング後に疼痛が増悪しないよう，まずは換算表どおりに処方し問題があれば調整を行う場合が多い

B）フェンタニル貼付剤へのスイッチングに際して

- フェンタニル貼付剤については添付文書や成書によって他剤との換算比に若干の違いがあるが，本書では当院緩和ケアチームで採用している換算比を示した
- ただし換算表を見てのとおりフェンタニル貼付剤1枚に相当する他剤の量にはかなりの幅がある
- 簡便なイメージから安易な貼付剤へのスイッチングやタイトレーションが行われがちであるが，貼付剤の調節性は経口薬に劣っておりスイッチングやタイトレーションには熟練を要する
- 内服可能で効果や毒性に問題なければWHO方式がん疼痛治療法の5つの原則（**第1章 -6**）の「原則1：経口的に（by mouth）」

表1 オピオイド等力価換算表[*1, *2]

		薬剤名	用法	等価となる量 (mg/日)								<レスキューは1日量×1/4のOD錠 (定期と合わせて400mg/日以内)
定期オピオイド	経口	トラマドール OD錠	1日4回	100	200	300						
		ワントラム®錠	1日1回	100	200	300						→レスキューは1日量×1/4のOD錠
		経口モルヒネ	12 or 24時間製剤	20	30	40	60	90	120	150	180	210	240	360
		オキシコドン タペンタドール錠	12時間ごと	10	15	20	30	40	60	80	120	140	160	240
		タペンタドール錠	12時間ごと	50	75	100	150	200	300	400	有益性投与 (オキシコンチン®1日量×5)
	坐剤	モルヒネ アンペック®坐剤	8時間ごと		20		40	60	80	100	120	140	160	240
	貼布	フェンタニル フェントス®テープ	1日ごと	1		2		4		6		8		12
		デュロテップ®MTパッチ	3日ごと	2.1		4.2		8.4		12.6		16.8		25.2
	持続注	モルヒネ塩酸塩注射液 or プレペノン®注	mg/日	10	15	20	30	45	60	75	90	105	120	180
			mL/時 (1%製剤使用時)	0.04	0.06	0.08	0.12	0.18	0.25	0.31	0.37	0.43	0.5	0.75
		オキシコドン オキファスト®注	mg/日	10	15	20	30	45	60	75	90	105	120	180
			mL/時	0.04	0.06	0.08	0.12	0.18	0.25	0.31	0.37	0.43	0.5	0.75
		フェンタニル フェンタニル注射液	mg/日	0.2	0.3	0.4	0.6	0.9	1.2	1.5	1.8	2.1	2.4	3.6
			mL/時	0.17	0.25	0.33	0.5	0.75	1	1.25	1.5	1.75	2	3
レスキュー[*3]	経口	モルヒネ オプソ®内服液	1時間あけて繰り返し可	5		10	15	20	25	30	35	40	60
		オキシコドン オキノーム®散	1時間あけて繰り返し可	2.5		5		10	15	20		30	40
	坐剤	モルヒネ アンペック®坐剤	2時間あけて3回/日程度		5				10		20			40
	持続注	各注射剤	15分あけて繰り返し可	まずはその時点での1時間量を早送り量に設定

換算表はあくまで目安であり過量となったり副作用が増悪したりする場合もある
- 病状悪化時や高齢者では25〜50%少なめに換算する
- 経口モルヒネ換算120mg/日以上の高用量からのオピオイドスイッチングの場合は30%程度ずつ段階的にスイッチングを行う

[*2] オピトレーション (第3章-A-6)・スイッチング (第3章-A-7) の前に下記が行われているかを必ず確認
① 非オピオイド鎮痛薬併用 (第3章-A-5) ②適切な副作用対策 ③適切な投与回数と10回/分) で評価 ④鎮痛補助薬・RT・神経ブロックなど他の手技検討
[*3] レスキュー: 眠気や強い眠気がなく [呼吸回数は3回/分] であれば1時間あけて (持続皮下注, 静注は15分あけて) 回数制限なし
- 例外: アンペック®坐剤は2時間あけて1日3回程度まで, フェンタニルROO製剤は裏面を参照し2 or 4時間あけて1日4回まで

に従い経口薬による調節性を維持するべきである

3 オピオイドスイッチング時の先行オピオイド中止のタイミング

① 徐放性経口剤⇒注射剤へ
  ▶ 最後の内服後，次の内服予定であった時刻から注射剤開始
② 12時間徐放性経口剤⇒貼付剤へ
  ▶ 最後の内服と同時に貼付開始
③ 24時間徐放性経口剤⇒貼付剤へ
  ▶ 最後の内服から12時間後に貼付開始
④ 注射剤⇒貼付剤へ
  ▶ 貼付6〜12時間後に注射剤中止
⑤ 注射剤⇒徐放性経口剤へ
  ▶ 注射剤中止と同時に内服開始
⑥ 貼付剤⇒徐放性経口剤 or 注射剤へ
  ▶ 貼付剤中止6〜12時間後に内服 or 注射剤開始

- ただし疼痛コントロールが悪い場合には必ずしも①〜⑥に従う必要はなく，新たなオピオイド開始のタイミングを早めてもよい

4 「スイッチングの前提」として確認すべきこと

① 適切なレスキュー（第3章-A-8参照）やタイトレーション（第3章-A-6参照）が行われていること
  ▶ まだ現在のオピオイド増量が不十分ではないか？
② 適切な副作用対策（第3章-A-2参照）が行われていること
  ▶ 副作用対策により現在のオピオイドが継続・増量可能ではないか？
③ 鎮痛補助薬（第4章-1，2参照）・放射線（第5章-B-5，13参照）・神経ブロック（第4章-3参照）など他の手段の検討も行われていること
  ▶ オピオイド自体が効きにくい痛みではないか？
  ▶ タイトレーションの項（第3章-A-6参照）で述べたとおり，アセトアミノフェンやNSAIDsなど第1段階の非オピオイド

鎮痛薬の併用はこれ以前の大前提である

> ⚠️ **Pitfall**
>
> **「スイッチングの前提」を必ず確認する**
>
> 4の①~③が適切に行われていないにもかかわらずスイッチングが行われ余計に状況が悪化しているケースをよくみる．特に「適切な副作用対策（**第3章-A-2参照**）」がなされていなかったために生じた副作用のためのスイッチングは避けるべきである．副作用対策をしっかり行うだけでも無用なスイッチングの多くは回避可能である．
>
> また，スイッチング後に落ち着いていた副作用が再燃し副作用対策の再開や強化を要したり，数日間は前オピオイドの退薬症状（**第3章-A-3参照**）が問題となり前オピオイドでのレスキューを要する場合もあるため注意が必要である

文献

1)「がん疼痛の薬物療法に関するガイドライン2014年版」(日本緩和医療学会/編), pp48-51, pp160-163, 金原出版, 2014

第3章 オピオイド鎮痛薬

A. 基本の知識
8. 突出痛へのレスキュー

- レスキューの基本的イメージについては**第3章-A-1**を参照

Point

- ◆各レスキュー製剤の効果発現の速さ・至適量・不応期を本項および換算表（**付録A**）で確認し「嘔気や強い眠気がなく」「呼吸回数≧10回/分」であれば我慢せず使用するよう指導する
- ◆レスキュー至適量はあくまで目安であり，効果によって至適量からの増量・減量を検討する
- ◆定期の徐放製剤とレスキューの速放製剤は同成分のものを用いることが基本ではあるが，実際には用途や患者の病態に応じたレスキュー製剤の使い分けが重要である
- ◆性質の異なる突出痛が混在している場合には，それぞれの突出痛に適した複数のレスキュー製剤を準備しておく
- ◆フェンタニルROO製剤やアンペック®坐剤は不応期が長く回数制限があるため，患者を我慢させることのないよう他の速放製剤でのレスキューも同時に準備しておく

1 各レスキュー製剤の効果発現の速さ

- 各レスキュー製剤における効果発現の速さを**表1**に示す

表1 各レスキュー製剤における効果発現時間の目安

薬剤	効果発現目安
注射剤静注（早送り）	投与直後から
フェンタニルROO製剤	5～10分後から
注射剤皮下注（早送り）	10～15分後から
オプソ®内服液≒オキノーム®散	15～30分後から
アンペック®坐剤	30分後から

2 各レスキュー製剤の至適量と不応期

- A)～D)を理解のうえで,実際には換算表(**付録A**)を参照し現在使用中の徐放性オピオイドの1日量に見合ったレスキュー至適量を確認すればよい
- レスキュー至適量はあくまで目安であり図1を参考に効果によって至適量からの増量・減量を検討する
- A)～D)とも不応期を過ぎれば「嘔気や強い眠気がなく」「呼吸回数≧10回/分」であれば我慢させず使用させる
- 不応期が長く回数制限のある C), D) に関しては,不応期中に患者を我慢させることのないよう他の速放製剤でのレスキューも同時に準備しておく

A) オピオイド速放製剤でのレスキュー

- 用量:同成分の徐放性オピオイド1日量の1/6
- 回数:1時間あけて回数制限なし

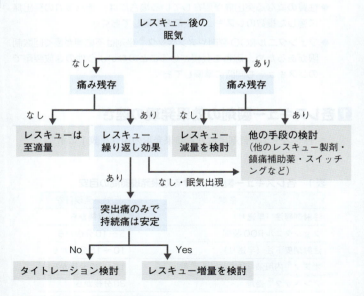

図1 レスキュー至適量の決定

- 他成分の速放製剤をレスキューに用いる場合には成分間での換算（**第3章-A-7参照**）のうえで1回量を指示する

> **オキシコドン徐放製剤40mg/日内服中にモルヒネ速放製剤でレスキューを行う場合**
> ①まず1日量を経口モルヒネ量に換算：40 × 3/2 = 60mg/日
> ②レスキュー1回量 = 60 × 1/6 = 10mg/回

B) 持続皮下注（静注）施行中の早送りでのレスキュー（第3章-B-6参照）

- 1時間量
- 15～30分あけて回数制限なし

C) フェンタニルROO製剤でのレスキュー（第3章-B-7参照）

- 個別の用量調節が必要

> ①アブストラル® またはイーフェン®
> ・アブストラル® 舌下錠
>   2時間あけて1日4回まで
> ・イーフェン® バッカル錠
>   4時間あけて1日4回まで

D) アンペック®坐剤でのレスキュー

- 用量：経口モルヒネ換算1日量の1/6 × 2/3（坐剤への換算）＝ 1/9（**第3章-A-7参照**）
- 回数：2時間あけて1日3回程度まで
  - **アンペック®坐剤の作用持続時間は8時間と徐放製剤なみに長いため，頻回のレスキューに用いれば容易に過量投与となってしまうため注意する**
  - なお，内服困難時のフェンタニル貼付剤とアンペック®坐剤でのレスキューの組合わせは，ともに半減期が長く血中濃度調節も難しいため，「貼付剤＋ROO製剤」や調節性のよい「持続皮下注（静注）＋早送り」でのコントロールも考慮する（**第3章-B-2，4，6参照**）

3 状況に応じたレスキュー製剤の使い分け

- 定期の徐放製剤とレスキューの速放製剤は同成分のものを用いることが基本ではあるが,実際には用途や患者の病態に応じたレスキュー製剤の使い分けが重要である

A) 突出痛の出現パターンによる使い分け

①徐放製剤定期投与前（薬の切れ目）の痛みの増強や持続痛の残存

- 徐放製剤と同成分の速放製剤でのレスキュー＋タイトレーションを考慮（第3章-A-6参照）

②じわじわ出現し比較的持続する痛み

- 血中濃度の立ち上がりがマイルドで,半減期も比較的長いオキノーム®散やオプソ®内服液を考慮

③突然襲ってくる短時間の痛み

a. 食事時・処置時・体交時など時間の予測が可能な時

- オキノーム®散やオプソ®内服液を30分前に予防的レスキュー
- 上記で鎮痛効果が不足するならレスキューの追加投与や増量,フェンタニルROO製剤の導入を検討

b. トイレ歩行時など時間の予測が困難な時

- 血中濃度の立ち上がりが非常に速く,効果も比較的短時間で消失するフェンタニルROO製剤を予防的レスキューも含めて考慮（第3章-B-7,第7章-8参照）
  - ▶ ただしフェンタニルROO製剤では急速に血中濃度が上昇するため,予防的に用いる場合には事前に通常の投与で安全性を確認し,見守りや介助の下でトイレ歩行などを行う
- a. および b. のような突出痛の場合,持続痛は比較的安定していることが多いため,たとえレスキュー回数が多くても**安易に徐放製剤のタイトレーションを行えば眠気など副作用だけが増強**する.このようなときにはレスキュー対応を継続し,レスキュー1回量の増量も検討する（第3章-A-6,第7章-7参照）

B) 患者の病状による使い分け

①呼吸困難や咳嗽へのレスキュー
- オプソ®内服液など呼吸困難にエビデンスのあるモルヒネ製剤でのレスキューを考慮（第3章-B-2，第5章-B-12参照）

②腎障害のある時
- オプソ®内服液などモルヒネ製剤は効果が遷延するため避ける．特にアンペック®坐剤は半減期が長いため注意する（第3章-A-4，第3章-B-2参照）

③オキノーム®散やオプソ®内服液では，消化器がんの病状やオピオイドの副作用による嘔気や便秘が問題となる時
- 消化器毒性の少ないフェンタニルROO製剤を考慮（第3章-A-4，第3章-B-7参照）

④経口摂取困難時のレスキュー
- オプソ®内服液やオキノーム®散の経管投与・フェンタニルROO製剤・アンペック®坐剤・注射薬早送りなどを病状に応じて選択する（第3章-A-5参照）

> **⚠ Pitfall**
>
> **一律な対応ではなく患者ごとに個別のレスキューを設定する**
>
> ・我慢せずレスキューを使用するよう患者に指導することが非常に重要であることは前述のとおりであるが（第3章-A-1，第7章-4参照），そのためには患者に適したレスキュー製剤を選択する必要がある．例えば，頭頸部がんの嚥下時痛に対してレスキューを使用する場合，"散剤は喉に引っかかるから水薬がいい"という患者もいれば，逆に"水薬はむせ込んでしまうため苦手"という患者もいる
>
> ・また"舌下錠は喉を通さなくてもいいし水薬や散剤より速くシャープに効く"とフェンタニルROO製剤を希望される患者もいれば，"粘膜炎が強くてとても舌の下に薬なんか入れられない！水薬の方が一気に飲めて効き目も長持ちする"とオプソ®内服液やオキノーム®散を水に溶かして内服される患者もいる．一人ひとりの患者の嗜好や効果の実感に応じたレスキュー製剤の選択が重要である

文献

1)「がん疼痛の薬物療法に関するガイドライン2014年版」(日本緩和医療学会/編), pp23-25, pp169-180, 金原出版, 2014

B. 薬剤の使い方
1. 弱オピオイド（トラマドール）

Point

◆ 弱オピオイドであるトラマドールは天井効果があるため投与量上限（400mg/日）に達しても鎮痛効果が不足するようなら強オピオイドへ変更する

◆ トラマドールには神経障害性疼痛への効果も期待される[1]

◆ 高齢者や肝・腎障害時には遷延のリスクがあるため減量や投与間隔延長を検討する

1 トラマドールの概要

A) 本項で扱う薬剤の種類（図1）
- 速放製剤：トラマール®OD錠
- 徐放製剤：ワントラム®錠

B) 副作用
- オピオイドの副作用とその対策全般については**第3章-A-2参照**
- **弱オピオイドでも嘔気・便秘は頻度の高い副作用である**ため、これらに対する予防投与を考慮する
- SNRI（serotonin noradrenaline reuptake inhibitor: セロトニ

● 速放製剤：トラマール®OD錠

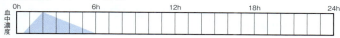

● 徐放製剤：ワントラム®錠

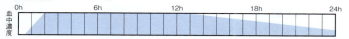

図1　トラマドールの血中濃度および効果持続時間のイメージ

ン・ノルアドレナリン再取り込み阻害薬）作用によるセロトニン症候群のリスクが高まるため，MAO（monoamine oxidase：モノアミン酸化酵素）阻害薬セレギリン塩酸塩（エフピー®OD錠）とは併用禁忌，三環系抗うつ薬やSSRI（selective serotonin reuptake inhibitor：選択的セロトニン再取り込み阻害薬）とは併用注意となっている

C) 注意事項
- 弱オピオイドであるトラマドールはWHO3段階除痛ラダー第2段階（第1章-7参照）で用いられるが，**天井効果があるため投与量上限（400mg/日）に達しても鎮痛効果が不足するようなら強オピオイドへ変更する**
- トラマドール徐放製剤である**ワントラム®錠は1日1回投与で1日総量の等しいトラマール®OD錠1日4回投与と同等の血中濃度推移と鎮痛効果を示す**

D) 他剤と異なる特徴
- トラマドールにはデュロキセチン（サインバルタ®カプセル：第4章-1参照）同様SNRI作用もあるため**神経障害性疼痛への効果も期待される**[1]
- 麻薬指定されておらず処方の際に**麻薬処方箋が不要**で薬価も安い

2 処方例

NSAIDs・アセトアミノフェン・鎮痛補助薬と①〜⑤を併用

① トラマール®（速放製剤）またはワントラム®（徐放製剤）
- トラマール®OD錠25mg：1回1錠，1日4回（起床時・昼食後・夕食後・眠前）
- ワントラム®錠100mg：1回1錠，1日1回（朝食後など毎日同じ時刻に）

② トラマール®OD錠25mg（速放製剤：レスキュー用）
  1回1錠，苦痛時，1時間あけて繰り返し使用可

〈制吐薬〉
③ ノバミン®錠5mg
  1回1錠，1日3回　※嘔気がなければ2週間以内に中止

〈緩下剤〉
④酸化マグネシウム錠330mg
　1回1〜2錠，1日3回　※下痢時はスキップ
⑤プルゼニド®錠12mg
　1回1〜2錠，1日1回（眠前）※下痢時はスキップ

- トラマール®OD錠でのレスキューは定期のトラマール®OD錠あるいはワントラム®錠1日量の1/8〜1/4を1時間あけて繰り返し使用できるが，**総投与量（定期＋レスキュー）400mg/日を超えないようにする**
- 鎮痛不十分でレスキューを頻用するようであれば**定期の1日量を100mg/日ずつ増量する**
- レスキューも含めた総投与量が400mg/日に達しても鎮痛効果が不足するようであれば換算表（**付録A**）を参照し強オピオイドへ変更する
  - 換算表（付録A）に従うと，変更後の強オピオイドがやや過量となる場合があるため，病状や年齢によっては25〜50%少なめに換算する
- 75歳以上の**高齢者では総投与量を300mg/日までとする**ようトラマール®OD錠およびワントラム®錠の添付文書に記載されている．また**肝・腎障害時には遷延のリスクがあるため減量や投与間隔延長を検討する**
  - 米国添付文書ではCCR（creatinine clearance：クレアチニン・クリアランス）30mL/分未満では総投与量を200mg/日まで，投与間隔は12時間へ延長するとされている

> ⚠️ **Pitfall**
>
> **使用機会の減ったコデインと拮抗性麻薬について**
>
> WHO3段階除痛ラダー第2段階（**第1章-7参照**）で用いるオキシコドンやトラマドールの登場により，弱オピオイドであるコデインのがん性疼痛への使用機会は減っており本書でも処方例や換算表に含めていない（麻薬指定されていないコデインリン酸塩散1%・錠5mgは鎮咳薬として用いられる）．またペンタゾシン（ソセゴン®・ペンタジン®）やブプレノルフィン（レペタン®・ノルスパン®テープ）などの麻薬拮抗性鎮痛薬はモルヒネと拮抗するためがん性疼痛には原則として使用しない

3 こんな時に使おう！

- 非オピオイド鎮痛薬が無効な場合
  - WHO3段階除痛ラダー第2段階（第1章-7参照）で用いる鎮痛薬として
  - ただしアセトアミノフェンとトラマドールとの合剤であるトラムセット®配合錠にはがん性疼痛への適応はない
- 麻薬指定されていないため，適切なオピオイドの説明（第6章-9参照）を行ってもオピオイドの使用に抵抗感のある患者に対して
- しびれなどを合併する患者に対して使用したい時
  - 神経障害性疼痛への効果も期待される[1]ため
- 他のオピオイドと比較して薬価が安いため，コストパフォーマンスを重視する場合

症例から学ぶ薬の使い方

非オピオイド鎮痛薬でコントロール困難ながん性疼痛に対してトラマール®OD錠を導入した症例

68歳女性．再発乳がんに対して化学療法中の患者．胸膜播種の痛みに対してロキソニン®錠・カロナール®錠が投与されていたが，病状悪化に伴いNRS＝5と疼痛コントロール不良となった．またweekly PTX（Paclitaxel：パクリタキセル）施行後より両手足のしびれを訴えていた．オピオイド導入について相談したが，10年前ご主人の看取りの際にモルヒネが使用された経験から医療用麻薬への抵抗感が強かった．

◆この症例への対応

- 本項の処方例のとおりに定期および頓用のトラマール®OD錠25mgを，また副作用対策として制吐薬（ノバミン®錠），緩下剤（酸化マグネシウム錠・プルゼニド®錠）の定期投与を導入した

◆薬剤変更のポイント

- 非オピオイド鎮痛薬が無効であったが，適切なオピオイドの説明（第6章-9参照）を行ってもオピオイド使用に抵抗感があったこと，PTXによるしびれの残存があったことから，麻薬指定

されておらず神経障害性疼痛へも効果を期待できる[1]トラマール®OD錠を導入した

◆ 症例の経過

- トラマール®OD錠300mg/日までの増量でがん性疼痛はNRS＝1まで改善し，しびれも若干軽減した
- また，定期処方を徐放製剤のワントラム®錠100mg，1回3錠，1日1回へ変更したが良好なコントロールが維持できた
- その後さらなる疼痛増悪があったが，トラマドールにより一度疼痛コントロールがついたことで患者のオピオイドへの理解も深まり，オキシコンチン®錠＋オキノーム®散でのコントロール（**第3章-B-3参照**）へ変更することで良好な疼痛コントロールを維持できた
- また，しびれに対してはトラマール®カプセルと同じくSNRI作用を期待してデュロキセチン（サインバルタ®カプセル）を導入することで効果を維持できた（**第4章-1参照**）

文献

1) Arbaiza D, et al : Tramadol in the treatment of neuropathic cancer pain : a double-blind, placebo-controlled study. Clin Drug Investig, 27 : 75-83, 2007
2)「がん疼痛の薬物療法に関するガイドライン2014年版」（日本緩和医療学会/編），pp51-53, 金原出版，2014

B. 薬剤の使い方
2. モルヒネ

Point

◆ 徐放製剤・速放製剤・注射剤のすべてが揃っており，24時間持続する徐放製剤や坐剤・散剤・液剤など最も剤形が豊富な強オピオイドである

◆ 現時点で呼吸困難にエビデンスのある唯一のオピオイドである[1]

◆ 腎障害患者には効果が遷延するため原則として使用を避ける

1 モルヒネの概要

A) 本項で扱う薬剤の種類（図1）

- 12時間徐放製剤：MSコンチン®錠・MSツワイスロン®カプセル・モルペス®細粒
- 24時間徐放製剤：ピーガード®錠・カディアン®カプセル/スティック粒
- 24時間徐放製剤＋速放製剤成分：パシーフ®カプセル
- 坐剤（速放製剤＋徐放製剤の性質）：アンペック®坐剤
- 速放製剤：オプソ®内服液・モルヒネ塩酸塩錠/水和物原末
- 注射剤：プレペノン®注・モルヒネ塩酸塩注射液

B) 副作用

- オピオイドの副作用とその対策全般については**第3章-A-2**参照
- 嘔気や便秘などの**消化器毒性，眠気，せん妄などには他剤より注意を要する**[2]

C) 注意事項

- **腎障害患者には効果が遷延する**ため原則として使用を避け，**第3章-A-4**を参照し他のオピオイドを選択する[3]
- アンペック®坐剤の半減期は8時間と比較的長いため，レス

- 12時間徐放製剤：MSコンチン®錠・MSツワイスロン®カプセル・モルペス®細粒

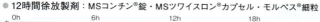

- 24時間徐放製剤：ピーガード®錠・カディアン®カプセル/スティック粒

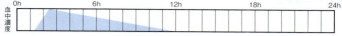

- 24時間徐放製剤＋速放製剤成分：パシーフ®カプセル

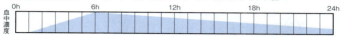

- 坐剤（速放製剤＋徐放製剤の性質）：アンペック®坐剤

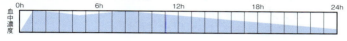

- 速放製剤：オプソ®内用液・モルヒネ塩酸塩錠/水和物原末

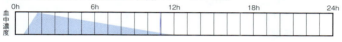

- 注射剤：プレペノン®注・モルヒネ塩酸塩注射液（単回使用時）

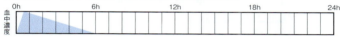

図1　モルヒネ製剤の血中濃度および効果持続時間のイメージ

キューとして頻用すると過量になりやすいため注意する（Pitfall参照）

D) 他剤と異なる特徴

- 現時点で**呼吸困難にエビデンスのある唯一のオピオイド**であり，腎障害がなければ呼吸困難患者には第一選択とする（**第3章-A-4，第5章-B-12参照**）
- モルペス®細粒とオプソ®内服液を用いれば，胃瘻患者への経管投与でも経口投与同様の調節性を維持できる（**第3章-A-5参照**）

2 処方例

NSAIDs・アセトアミノフェン・鎮痛補助薬と①〜⑤を併用

〈モルヒネ徐放製剤〉
① パシーフ®またはモルペス®
  ・パシーフ®カプセル 30mg：1回1錠，1日1回（20時）
  ・モルペス®細粒 10mg：1回10mg，1日2回（8時・20時）

〈モルヒネ速放製剤：レスキュー用〉
② オプソ®内服液 5mg
  1回1包，苦痛時，1時間あけて何回でも使用可

〈制吐薬〉
③ ノバミン®錠 5mg
  1回1錠，1日3回 ※嘔気がなければ2週間以内に中止

〈緩下剤〉
④ 酸化マグネシウム錠 330mg
  1回1〜2錠，1日3回 ※下痢時はスキップ

⑤ プルゼニド®錠 12mg
  1回1〜2錠，1日1回（眠前）※下痢時はスキップ

- 上記で開始し換算表（**付録A**）を利用して適切なレスキュー（**第3章-A-8参照**）・タイトレーション（**第3章-A-6参照**）・オピオイドスイッチング（**第3章-A-7参照**）を行う

> ⚠️ **Pitfall**
>
> **坐剤は過量となりやすいので注意**
> - アンペック®坐剤は効果発現が速放製剤同様に速いため，経口摂取困難時にフェンタニル貼付剤のレスキューとして用いられているケースがある．しかしアンペック®坐剤の作用持続時間は8時間と徐放製剤と同程度に長いため，頻回のレスキューに用いれば容易に過量投与となってしまう．アンペック®坐剤をレスキューとして用いる場合，最低でも最高血中濃度となる2時間以上はあけて1日3回程度までにとどめる．また定期投与は8時間ごととする
> - なお，内服困難時などのフェンタニル貼付剤とアンペック®坐剤の組合わせは，ともに半減期が長く血中濃度調節も難しいため，「貼付剤＋ROO製剤」や調節性のよい「持続皮下注（静注）＋早送り」でのコントロールも考慮する（**第3章-B-4, 6参照**）

3 こんな時に使おう！

- 呼吸困難（＋がん性疼痛）の時
  - 速放製剤頓用あるいは徐放製剤定期＋速放製剤頓用で導入（**症例**参照）
- 経口摂取困難時
  - モルペス®細粒（徐放製剤）＋オプソ®内服液（速放製剤）を経鼻胃管や胃瘻から投与し疼痛コントロール
  - モルペス®細粒は閉塞やシリンジへの残存を防ぐためカゼイン含有量の多い基剤（牛乳・エンシュア®・Hなど）に溶解する[4]（第3章-A-5参照）
- 服薬コンプライアンスが悪い時
  - 24時間徐放製剤を1日1回で導入
  - ただし24時間徐放製剤では1回の飲み忘れでも影響が大きい
- 他のオピオイドで疼痛コントロールが付かない時の**オピオイドスイッチング目的**で
- 「食事の時だけ」など特定の時間帯のみに疼痛を生じる場合には，**速放製剤であるオプソ®内服液の予防的内服**を検討（第3章-B-3参照）

症例から学ぶ薬の使い方

呼吸困難を合併するがん性疼痛がモルヒネにより緩和された症例

56歳男性．進展型小細胞肺がんに対して標準治療を終了し，外来にて症状緩和を行っている患者．右胸膜に接する腫瘍によるがん性疼痛はロキソニン®錠の定期内服およびカロナール®錠の頓服でコントロールされていたが，最近呼吸困難が徐々に増悪（NRS=3）し，疼痛コントロールも不良（NRS=3）となってきた．

◆この症例への対応

- ロキソニン®錠に加えてカロナール®錠も定期投与とした
- オプソ®内服液 5mg，1回1包を下記指示にて導入した
  - 疼痛・呼吸困難時，1時間あけて何回でも使用可

- 副作用対策として下記を導入した
  - 制吐薬:ノバミン®錠5mg,1回1錠をオプソ®内服時に同時に内服
    ※ただしオプソ®頻用時には常に同時内服はさせず,ノバミン®は4時間以上あけて1日3回まで,あるいは1日3回の定期内服とする
  - 緩下剤:酸化マグネシウム錠定期・プルゼニド®錠頓服

◆ 薬剤変更のポイント
- 呼吸困難を合併するがん性疼痛に対して,呼吸困難にもエビデンスのあるモルヒネの速放製剤であるオプソ®内服液を頓服で導入した

◆ 症例の経過
- 疼痛・呼吸困難ともNRS=1程度まで改善があったが,オプソ®1日5回(5mg×5=25mg)の内服が必要であったため,徐放製剤としてパシーフ®カプセル30mg 1回1錠,1日1回(20時)を定期投与で導入,制吐剤や緩下薬も定期投与へ変更した
- オプソ®5mgはレスキューとして継続して使用することで苦痛コントロール良好となった

文献
1) Abernethy AP, et al:Randomised, double blind, placebo controlled crossover trial of sustained release morphine for the management of refractory dyspnoea. BMJ, 327:523-528, 2003
2) 「ここが知りたかった緩和ケア(増補版)」(余宮きのみ/著), p13, 南江堂, 2016
3) 「がん疼痛の薬物療法に関するガイドライン2014年版」(日本緩和医療学会/編), p56, 金原出版, 2014
4) 国分秀也, 他:硫酸モルヒネ徐放性細粒(モルペス®細粒)における経管投与時のシリンジおよびカテーテルへの付着の検討. 新薬と臨床, 52:461-469, 2003

第3章 オピオイド鎮痛薬

B. 薬剤の使い方
3. オキシコドン

Point

- ◆ モルヒネと同等の鎮痛効果をもち，嘔気・眠気・せん妄などの副作用は同等～やや軽減されている[1, 2]
- ◆ バランスのとれたオピオイドであり，モルヒネ同様，徐放製剤・速放製剤・注射剤のすべてが揃っており使い勝手もよい
- ◆ 速放製剤であるオキノーム®散には低用量の2.5mg製剤があり，最初に用いるオピオイドとして勧められる

1 オキシコドンの概要

A) 本項で扱う薬剤の種類（図1）

- 12時間徐放製剤：オキシコンチン®錠
- 速放製剤：オキノーム®散
- 注射剤：オキファスト®注

● 12時間徐放製剤：オキシコンチン®錠

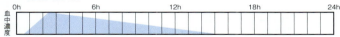

● 速放製剤：オキノーム®散

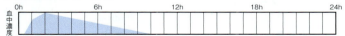

● 注射剤：オキファスト®注（単回使用時）

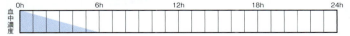

図1 オキシコドン製剤の血中濃度および効果持続時間のイメージ

B) 副作用
- オピオイドの副作用とその対策全般については**第3章-A-2参照**
- 嘔気・眠気・せん妄などの副作用はモルヒネと比較して同等〜やや軽減されている

C) 注意事項
- モルヒネと異なり腎障害があっても比較的安全に使用できるが,進行性に腎機能悪化を認める時には,少しの増量であっても効果が急速に遷延することもあるため注意する[3]（**第3章-A-4参照**）

D) 他剤と異なる特徴
- 強オピオイドであるが低用量ではトラマドールと同様にWHO3段階除痛ラダー第2段階から用いられる（**第1章-7参照**）
- オキノーム®散はオプソ®内服液（**第3章-B-2参照**）と同じく速放製剤であるが,オプソ®内服液よりやや立ち上がりが遅く半減期は長い

2 処方例

NSAIDs・アセトアミノフェン・鎮痛補助薬と①〜⑤を併用

〈オキシコドン徐放製剤〉
①オキシコンチン®錠5mg
　1回1錠,1日2回（8時・20時）

〈オキシコドン速放製剤：レスキュー用〉
②オキノーム®散2.5mg
　1回1包,苦痛時,1時間あけて何回でも使用可

〈制吐薬〉
③ノバミン®錠5mg
　1回1錠,1日3回　※嘔気がなければ2週間以内に中止

〈緩下剤〉
④酸化マグネシウム錠330mg
　1回1〜2錠，1日3回　※下痢時はスキップ
⑤プルゼニド®錠12mg
　1回1〜2錠，1日1回（眠前）※下痢時はスキップ

- 上記で開始し換算表（**付録A**）を利用して適切なレスキュー（**第3章-A-8参照**）・タイトレーション（**第3章-A-6参照**）・オピオイドスイッチング（**第3章-A-7参照**）を行う

!Pitfall

便秘はモルヒネより出現頻度が高いとの報告もある
- 過去の研究や臨床経験からは，オキシコドンはモルヒネと比べ嘔気・眠気・せん妄などの毒性は軽減されていると考えられている[1,2]が，便秘に関してはモルヒネより出現頻度が高いとの報告もある[2]ため，緩下剤での便秘対策はしっかり行う
- また，最近の研究やシステマティックレビューからはモルヒネとオキシコドンの副作用は同等と考えられるようになってきている[4,5]．このため，その他の副作用対策（**第3章-A-2参照**）も怠ってはならない

3 こんな時に使おう！

- 速放製剤である**オキノーム®散2.5mg**を用いてはじめてのオピオイド導入を頓服で検討（**第3章-A-5参照**）
- **腎障害がありNSAIDsやモルヒネが使用できない時**（症例参照）
- モルヒネ使用中に嘔気・眠気・せん妄などの毒性が問題となった時の**オピオイドスイッチング目的で**
- 「食事の時だけ」など特定の時間帯のみに疼痛を生じる場合には，**速放製剤であるオキノーム®散の予防的内服を検討**（症例参照）

症例から学ぶ薬の使い方

食事時にのみ生じる疼痛の訴えに対しオキシコドン速放製剤を毎食前に導入し疼痛が緩和された症例

62歳男性．局所進行頭頸部がんに対してCDDP（cisplatin：シスプラチン）＋RT（radiation therapy：放射線治療）施行中．CDDPの影響により軽度腎機能悪化傾向を認めていた．局所およびRTによる粘膜炎の疼痛があり，カロナール®錠，半夏瀉心湯うがいなどの定期投与で対応していたが，食事時のみNRS=6と疼痛が増強した．食事以外のときはNRS=0であった．予防的胃瘻導入は行われていたが経口摂取継続の希望が強く，疼痛コントロールを強化する必要があった．

◆この症例への対応
- オピオイド：オキノーム®散2.5mg，1回1包，1日3回（毎食30分前）
  - ▶ 疼痛時には定期投与から1時間あけて何回でも追加で使用可
- 副作用対策：制吐薬（ノバミン®錠），緩下剤（酸化マグネシウム錠・プルゼニド®錠）の定期投与

◆薬剤変更のポイント
- 軽度腎機能悪化がありNSAIDsやモルヒネ製剤ではなく，オキシコドン製剤の導入を検討した（**第3章-A-4参照**）
- 食事時のみの疼痛増強であったため，徐放製剤のオキシコンチン®錠ではなく速放製剤のオキノーム®散2.5mgを毎食30分前の定期投与とし，副作用対策の制吐剤・緩下薬とともに導入した

◆症例の経過
- 本症例では食事時もNRS=0となり，経口摂取を継続したままCRT（chemoradiotherapy：化学放射線療法）を完遂できた

◆こんな時はどうする？
- しかし実際には照射が進むにつれて速放製剤のみでは疼痛コントロール困難となる症例も多く，徐放製剤の導入やタイトレーションもしばしば必要となる
- また，経口摂取困難となればモルヒネ徐放製剤（モルペス®細

粒）や速放製剤（オプソ®内服液・オキノーム®散）の経管投与（**第3章-A-5参照**）も行われる
  ▶ ただし本症例では軽度腎機能悪化があり，モルヒネ製剤であるモルペス®細粒やオプソ®内服液は使用できず，徐放製剤としてはオキシコンチン®錠で開始し，経口摂取困難時にはフェンタニル貼付剤へのスイッチングを考慮する（**第3章-A-4参照**）
● 徐放製剤投与下ではフェンタニルROO製剤（**第3章-B-7参照**）を用いた食前レスキューについても検討されるべきであるが「オキノーム®より速くシャープに効く」という患者もいれば「口腔内に薬剤を保持すること自体が苦痛」という患者もいるため適応を選ぶ
● また，口腔ケアや粘膜炎への対応（**第5章-B-1参照**）はCRT開始と同時に開始することが重要である

文献

1)「ここが知りたかった緩和ケア（増補版）」（余宮きのみ/著），p13，南江堂，2016
2) Heiskanen T, et al：Controlled-release oxycodone and morphine in cancer related pain. Pain, 73：37-45, 1997
3)「がん疼痛の薬物療法に関するガイドライン 2014年版」（日本緩和医療学会/編），p56，金原出版，2014
4) Riley J, et al：Morphine or oxycodone for cancer-related pain? A randomized, open-label, controlled trial. J Pain Symptom Manage, 49：161-172, 2015
5) Schmidt-Hansen M, et al：Oxycodone for cancer-related pain. Cochrane Database Syst Rev, 27：2：CD003870, 2015

第3章 オピオイド鎮痛薬

B. 薬剤の使い方
4. フェンタニル

Point

- ◆ 他のオピオイドの副作用のためのスイッチング目的や消化器がん患者に適している
- ◆ 他剤と比較して腎機能障害時にも安全に使用できる[1]
- ◆ フェンタニル貼付剤は調節性は経口徐放性オピオイドや持続皮下注（静注）に劣っていることに注意する

1 フェンタニルの概要

A) 本項で扱う薬剤の種類（図1）

- フェンタニルROO製剤については**第3章-B-7参照**
- 3日間徐放製剤：デュロテープ®MTパッチ
- 24時間徐放製剤：フェントス®テープ
- 注射剤：フェンタニル注射液

B) 副作用

- オピオイドの副作用とその対策全般については**第3章-A-2参照**
- 他のオピオイドと比較して**嘔気や便秘などの消化器毒性や眠気は軽減されており**[2,3]，オピオイドの副作用のためのスイッチング目的や消化器がん患者に適している

C) 注意事項

- フェンタニル貼付剤は簡便に使用できる一方で、個人や貼付部位による血中濃度の差が大きく、**発熱時には過吸収**となるなど**調節性は経口徐放性オピオイドや持続皮下注（静注）に劣っている**
- 内服可能で毒性に問題なければWHO鎮痛薬使用の5原則（**第1章-6**）の「原則1：経口的に（by mouth）」に従い他の経口

● 3日間徐放製剤：デュロテープ®MTパッチ

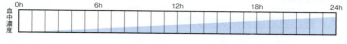

● 24時間徐放製剤：フェントス®テープ

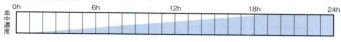

● 注射剤：フェンタニル注射液（単回使用時）

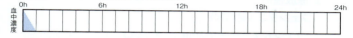

図1　フェンタニル製剤の血中濃度および効果持続時間のイメージ

徐放製剤による調節性を維持し，**安易にフェンタニル貼付剤へのスイッチングを行わない**
- 貼付剤は他の徐放性オピオイドからの切り替え時のみ使用可能であるが，血中濃度の立ち上がりに長時間を要するため**前オピオイド最終投与時刻に注意が必要である**（**本項2-C)-⑥**，付録B，第3章-A-7参照）
- 通常オピオイドによる呼吸抑制は眠気を経て出現するが，フェンタニルは，他のオピオイドより眠気を生じにくい分，**急速に呼吸抑制に陥る可能性**があり注意が必要である

D) 他剤と異なる特徴
- 肝臓で非活性代謝物に代謝されるため他剤と比較して**腎機能障害時にも安全に使用できる**と考えられている（第3章-A-4参照)[1]

2 処方例

A) 経口摂取困難時の処方例

- a.とb.で開始し換算表（付録A）を利用して適切なレスキュー（第3章-A-8参照）・タイトレーション（第3章-A-6参照）・オピオイドスイッチング（第3章-A-7参照）を行う
- オキシコンチン®錠40mg/日からの切り替えを想定

a.徐放製剤

〈フェンタニル貼付剤〉

①フェントス®テープ2mg（≒オキシコンチン®錠40mg/日）
1回1枚，1日1回，オキシコンチン®錠最終内服と同時に貼付開始

- 他の徐放性オピオイドからの切り替え時のみ使用可能
- 前オピオイドからの等価換算と切り替えのタイミングについては換算表（付録A）・オピオイドスイッチングのタイミング（付録B）および第3章-A-7を参照

b.レスキュー：①・②のいずれか，もしくは併用

〈フェンタニルROO製剤〉

①アブストラル®舌下錠100μg
1回1錠，苦痛時（無効時は30分後に同量を追加投与可），2時間あけて1日4回まで（追加投与を含めると1日8回まで）

〈モルヒネ坐剤〉

②アンペック®坐剤10mg
1回0.5個（5mg），苦痛時，2時間あけて1日3回まで

①アブストラル®舌下錠
- 持続痛の安定が処方の条件
- 第3章-B-7を参照し用量調節

②アンペック®坐剤
- 効果持続時間は8時間と長く頻回のレスキューに用いれば容易

に過量投与となるため注意する(第3章-B-2参照)
- アンペック®坐剤はモルヒネ製剤であり腎障害時には使用を避ける

B) 経口摂取困難時の留意点

- 経口摂取困難時のNSAIDsやアセトアミノフェンについては第2章-3を参照し可能な限り併用する
- 経口摂取困難時の鎮痛補助薬としてはリンデロン®注・リンデロン®坐剤・ケタラール®静注用・キシロカイン®静注用2%などがある
- 経口摂取困難時の副作用対策は表2に示す
  - ▶ これまでの副作用対策で嘔気や便秘がコントロールできていれば,これらの副作用はフェンタニルへのスイッチによりさらなる軽減が期待できるため予防的投与は省略できる場合がある
- 経口摂取は困難であるが経管投与可能な場合の処方例については第3章-A-5を参照する

C) フェンタニル貼付剤は簡便な印象があるが使用には熟練を要する

- 前述したものも含めフェンタニル貼付剤の使用において注意すべきポイントを列挙する

①**最小用量のフェントス®テープ1mgであっても経口モルヒネ換算20~30mg/日分に相当**〔換算表(付録A)参照〕し,また個人や貼付部位による血中濃度の差が大きいため調節性では経口

表2 経口摂取困難時の副作用対策

症状	薬剤名
嘔気	・ジプレキサ®ザイディス®錠 ・ノバミン®注 ・セレネース®注 ・ナウゼリン®坐剤 など
便秘	・ラキソベロン®内用液 ・テレミンソフト®坐薬 ・浣腸 など

投与や持続皮下注(静注)に劣る
② このため，**他の徐放性オピオイドからの切り替え時のみ使用可能**であり，最初から用いれば容易に過量投与となる
③ また「**発熱時**」や「**半減期の長い他剤(アンペック®坐剤)との併用時**」にも容易に過量投与が起こりうる
④ 第3章-A-6で述べたとおりフェンタニル貼付剤の増量間隔は72時間を原則とするため，急速に増悪する疼痛へは注射剤でのラピッドタイトレーション(第3章-B-6参照)が望ましい
⑤ 「適切な副作用対策(第3章-A-2参照)がなされていなかったために生じた副作用」や，「経口徐放性オピオイドの量が増えてきたというだけの理由」でのフェンタニル貼付剤へのスイッチングをよくみるが，①〜④から**貼付剤への変更は「安易に」ではなく「理由をもって」ここぞという時に行わなければ，医原性の疼痛コントロール不良を引き起こす**
⑥ また貼付剤は血中濃度の立ち上がりに長時間を要するため前オピオイドの最終投与時刻に注意する

- a.「**12時間徐放性経口剤⇒貼付剤へ**」
  ▶ 最後の内服と同時に貼付開始
- b.「**24時間徐放性経口剤⇒貼付剤へ**」
  ▶ 最後の内服から12時間後に貼付開始
- c.「**注射剤⇒貼付剤へ**」
  ▶ 貼付6〜12時間後に注射剤中止
- d.「**貼付剤⇒徐放性経口剤 or 注射剤へ**」
  ▶ 貼付剤中止6〜12時間後に内服 or 注射剤開始

  ※ただし疼痛コントロールが悪い場合には必ずしも上記に従う必要はなく，新たなオピオイド開始のタイミングを早めてもよい

3 こんな時に使おう!

- 適切な副作用対策(第3章-A-2参照)が行われても**経口徐放性オピオイドの副作用が問題となりタイトレーションが困難な時**
- 消化器がんの患者などで病状自体による消化器症状が問題となり，オピオイドによる消化管への影響を最小限にしたい時(症

例参照)
- **透析患者や腎不全患者への選択肢**として使用したい時[3)]
  - ▶ 肝臓で非活性代謝物に代謝されるため他剤と比較して腎機能障害時にも安全に使用できるため
- 病状から内服困難となったが，在宅移行などのため持続皮下注（静注）より貼付剤の選択が望ましい時（**症例**参照）

症例から学ぶ薬の使い方

内服困難時に経口モルヒネからフェンタニル貼付剤へスイッチングを行うことで良好な疼痛コントロールを保てた症例

66歳男性．膵がんによる局所のがん性疼痛に対してパシーフ®カプセル60mg（1回1錠，1日1回）を定期内服し，オプソ®内服液10mgでレスキューを行うことで疼痛コントロールは良好であった．終末期は自宅で過ごす希望があり退院調整を行っていたが，徐々に経口摂取困難となり腹膜播種による腸閉塞のリスクも高まってきた．

◆この症例への対応

- 退院後の在宅医では持続皮下注は施行可能であったが，ご本人・ご家族は貼付剤での疼痛コントロールを希望されたため，換算表を用いた等価換算により徐放性オピオイドをフェントス®テープ2mg（1回1枚，1日1回）へスイッチングを行った
- パシーフ®カプセルは24時間徐放製剤であり最終内服から12時間後にフェントス®テープの貼付を開始した
- また，スイッチング後も持続痛は安定しておりアブストラル®舌下錠100μg/回およびアンペック®坐剤5mg/回をレスキューとして準備した

◆薬剤変更のポイント

- パシーフ®カプセルにより疼痛コントロールは良好であるものの，病状進行による経口摂取困難や腸閉塞のリスクが出現したため，貼付剤であり消化管毒性の少ないフェンタニル貼付剤へのオピオイドスイッチングを行った

◆ 症例の経過

- 前述のスイッチングによって鎮痛効果を損なうことなく，良好な疼痛コントロールの維持および在宅移行が可能であった
- 本症例ではNSAIDsとしてロキソニン®錠も内服されていたが，内服困難となっても疼痛コントロールの増悪は認めなかった

◆ こんな時どうする？

- 骨転移などがありNSAIDsが必須の患者では注射剤や坐剤での継続を検討する（第2章-3参照）
- また今後は腸管浮腫や腹膜の炎症軽減を期待してステロイドも導入すべきであるが，内服困難時にはリンデロン®注・リンデロン®坐剤が使用可能である

文献

1) 「がん疼痛の薬物療法に関するガイドライン2014年版」（日本緩和医療学会/編），p56，金原出版，2014
2) 「ここが知りたかった緩和ケア（増補版）」（余宮きのみ/著），p13，南江堂，2016
3) Clark AJ, et al：Efficacy and safety of transdermal fentanyl and sustained-release oral morphine in patients with cancer and chronic non-cancer pain. Curr Med Res Opin，20：1419-1428, 2004

第3章 オピオイド鎮痛薬

B. 薬剤の使い方
5. タペンタドール

Point

- ◆ オキシコンチン®錠と同等の鎮痛効果をもつ強オピオイドである一方で、便秘などの消化器毒性は軽減されている[1,2]
- ◆ 神経障害性疼痛への効果向上の可能性がある[3]
- ◆ オキシコドンやフェンタニルと同様、腎障害があっても使用できる
- ◆ 抗がん剤など他剤による代謝への影響が少ない可能性がある

1 タペンタドールの概要

A) 本項で扱う薬剤の種類（図1）
- タペンタ®錠

B) 副作用
- オピオイドの副作用とその対策全般については**第3章-A-2参照**
- 便秘などの消化器毒性はオキシコンチン®錠と比較して軽減されている

C) 注意事項
- 2016年現在、注射製剤やレスキュー用の速放製剤の発売はないため、レスキューには他剤を用意する
- 500mg/日を超える使用に関する成績は得られておらず、添付文書上では有益性投与となっている

● 12時間徐放製剤：タペンタ®錠

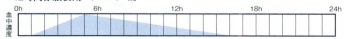

図1　タペンタドールの血中濃度および効果持続時間のイメージ

D) 他剤と異なる特徴

- オキシコドンやフェンタニルとは異なり，CYPを介さずグルクロン酸抱合により代謝されるため，抗がん剤など他剤による代謝への影響が少ない可能性がある
- 本来のオピオイドの作用に加えてノルアドレナリン再取り込み阻害作用をもち，神経障害性疼痛への効果向上の可能性がある[3]
- 肝臓で非活性代謝物に代謝されるため，腎障害があっても他剤と比較して安全に使用できると考えられている（第3章-A-4参照）

2 処方例

NSAIDs・アセトアミノフェン・鎮痛補助薬と①〜⑤を併用

〈タペンタドール徐放製剤〉
① タペンタ® 錠25mg
　1回1錠，1日2回（8時・20時）

〈オキシコドン速放製剤：レスキュー〉
② オキノーム® 散2.5mg
　1回1包，苦痛時，1時間あけて何回でも使用可

〈制吐薬〉
③ ノバミン® 錠5mg
　1回1錠，1日3回　※嘔気がなければ2週間以内に中止

〈緩下剤〉
④ 酸化マグネシウム錠330mg
　1回1〜2錠，1日3回　※下痢時はスキップ

⑤ プルゼニド® 錠12mg
　1回1〜2錠，1日1回（眠前）※下痢時はスキップ

- 上記で開始し換算表（付録A）を利用して適切なレスキュー（第3章-A-8参照）・タイトレーション（第3章-A-6参照）・オピオイドスイッチング（第3章-A-7参照）を行う

> ⚠️ **Pitfall**
>
> **剤形に関する注意点**
> - 注射剤がないためラピッドタイトレーション（第3章-B-6参照）が必要な場合には不適当である
> - 錠剤はやや大きいため病状や年齢によっては飲みづらさを訴える患者もいることに留意する

3 こんな時に使おう！

- 徐放性オピオイドの導入時の**毒性軽減**を期待する時
- 徐放性オピオイド導入前に，病状自体やオピオイド速放製剤によって**すでに嘔気や便秘などが問題となっている時**
- 他の徐放性オピオイドを使用中に嘔気や便秘などの消化器毒性が問題となった時
  - WHO鎮痛薬使用の5原則（第1章-6）の「原則1：経口的に（by mouth）」による**調節性を維持したままオピオイドスイッチング**を行うために（**症例参照**）
- しびれなど**神経障害性疼痛を合併している患者**への徐放性オピオイド導入を行いたい時

症例から学ぶ薬の使い方

オキシコドンからタペンタドールへオピオイドスイッチングを行うことで嘔気や便秘の改善を認めた症例

36歳女性．胸腺がん多発肺転移・胸壁転移．胸壁転移によるがん性疼痛に対してオキシコンチン®錠20mg（1回1錠，1日2回）を定期内服し，オキノーム®散5mgでレスキューを行うことで疼痛コントロールは良好であった．しかし制吐薬としてノバミン®錠，緩下剤として酸化マグネシウム錠・プルゼニド®錠・アミティーザ®カプセルを内服しても軽度のむかつきと頑固な便秘を認めた．

◆ この症例への対応

- 換算表（付録A）を用いた等価換算により徐放性オピオイドをタペンタ®錠100mg（1回1錠，1日2回）へスイッチングを行った

◆薬剤変更のポイント
- オキシコンチン®錠により疼痛コントロールは良好であるものの，十分な副作用対策にても嘔気・便秘が問題となったため，オキシコンチン®錠と同等の鎮痛効果を持ち，消化器毒性は軽減されているタペンタ®錠へのオピオイドスイッチングを行った

◆症例の経過
- 前述のスイッチングによって鎮痛効果を損なうことなく，嘔気の消失と便秘の改善を認めた

文献
1) Kress HG, et al：Tapentadol prolonged release for managing moderate to severe, chronic malignant tumor-related pain. Pain Physician，17：329-343, 2014
2) Imanaka K, et al：Efficacy and safety of oral tapentadol extended release in Japanese and Korean patients with moderate to severe, chronic malignant tumor-related pain. Curr Med Res Opin，29：1399-1409, 2013
3) Vinik AI, et al：A randomized withdrawal, placebo-controlled study evaluating the efficacy and tolerability of tapentadol extended release in patients with chronic painful diabetic peripheral neuropathy. Diabetes Care，37：2302-2309, 2014

B. 薬剤の使い方
6. オピオイド注射剤

Point

- ◆ 急速に進行する痛みには持続皮下注（静注）によるラピッドタイトレーションが適している
- ◆ 内服困難などのため他剤から切り替える時には換算表（**付録A**）や別項（**第3章-A-7**）を参照し適切な換算とスイッチングを行う

1 オピオイド注射剤の概要

A) 本項で扱う薬剤の種類（図1）

- モルヒネ（プレペノン®注・モルヒネ塩酸塩注射液）
- オキシコドン（オキファスト®注）
- フェンタニル（フェンタニル注射液）

● モルヒネ：プレペノン®注・モルヒネ塩酸塩注射液（単回使用時）

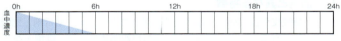

● オキシコドン：オキファスト®注（単回使用時）

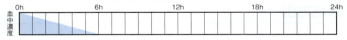

● フェンタニル：フェンタニル注射液（単回使用時）

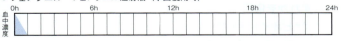

図1　オピオイド注射剤の血中濃度および効果持続時間のイメージ

B) 副作用

- オピオイドの副作用とその対策全般については**第3章-A-2**参照
- 経口摂取困難時のオピオイドの副作用対策については**第3章-B-4**参照
- **注射剤の投与では，経口投与より消化器毒性が軽減することが多いが**，患者のリスクに応じて副作用対策を行う
- フェンタニル注射液は他のオピオイド注射剤よりも**消化器毒性や眠気は少ないが**，急速に呼吸抑制に陥る可能性がある（**第3章-B-4**参照）

C) 注意事項

- どの注射剤を選択するかについては**第3章-A-4**を参照
- 持続皮下注（静注）時のレスキューは**1時間量を早送りが基本**であるが，突出痛への鎮静効果が不足する場合はレスキュー1回量の増量を検討する
- 増量間隔は持続皮下注（静注）では**24時間を原則**とするが，タイトレーションを急ぐ必要がある場合にはこの限りではない
- フェンタニル注射液の半減期（3.6時間）や効果持続時間（30〜60分）はプレペノン®注やオキファスト®注より短く（図1），早送りの効果が実感しづらい場合がある

D) 他剤と異なる特徴

- 持続皮下注（静注）は微調整が可能であるため，貼付剤と比較して至適量がつくりやすく，**経口摂取困難時の第一選択となる**

2 処方例

NSAIDs・アセトアミノフェン・鎮痛補助薬と①〜③のいずれかを併用

〈オピオイド注射剤〉

①プレペノン®注100mg
　100mg/10mLシリンジ 1A
　※モルヒネ製剤であり腎障害時には使用を避ける

② オキファスト®注 50mg
　50mg/5mL 2A（100mg/10mL）
③ フェンタニル注射液 0.1mg
　注射液 0.1mg/2mL 5A（0.5mg/10mL）
- ①〜③のいずれかを**第3章-A-4**を参照し選択後，PCA小型シリンジポンプを用いて持続投与（皮下注・静注）する
- この際NSAIDs・アセトアミノフェン・鎮痛補助薬と併用する

A）オピオイド注射剤の開始時指示

① プレペノン®注・オキファスト®注の開始時指示

- 0.05mL/時〔or スイッチング時には換算表（**付録A**）を用いて現在のオピオイド投与量に相当する開始流量を決定〕から投与開始
- 苦痛時はその時点での1時間量を早送り
- 早送りは15分あけて回数制限なく繰り返し可
- 0〜24時で4回早送りしたらその時点で0.05mL/時ずつ流量UP
- 24時までに再度4回早送りしたら2度目の流量UP可
- ただし「嘔気がある時」「呼びかけに開眼しない時」「呼吸回数＜10回/分の時」は早送りや流量UPは保留すること

② フェンタニル注射液の開始時指示

- 0.1mL/時〔or スイッチング時には換算表（**付録A**）を用いて現在のオピオイド投与量に相当する開始流量を決定〕から投与開始
- 苦痛時はその時点での1時間量を早送り
- 早送りは15分あけて回数制限なく繰り返し可
- 0〜24時で4回早送りしたらその時点で0.1mL/時ずつ流量UP
- 24時までに再度4回早送りしたら2度目の流量UP可
- ただし「嘔気がある時」「呼びかけに開眼しない時」「呼吸回数＜10回/分の時」は早送りや流量UPは保留すること

B) 増量の際の注意点

- 高用量になると前述の増量幅だと30〜50％に満たない増量となりスピーディーなタイトレーションができなくなるため，**増量幅の再検討が必要となる場合がある**
- 増量間隔は24時間を原則とするため，タイトレーションを急がなくてもよい場合には，0〜24時で4回以上早送りしたら**「翌日分から」流量UPを行う指示が安全**である
- **効果発現の速さは静注＞皮下注**である（第3章 -A-8参照）が，病状悪化時にはルート確保困難なことも多く，また急激な血中濃度上昇を避けるため静注より皮下注が好まれる
- オピオイド注射剤は同成分の徐放性経口オピオイドと比較して消化管毒性を生じにくい[1]と考えられているが，消化器がん患者や高齢者などのハイリスク患者やオピオイドをはじめて投与する場合には，嘔気・便秘に対する予防投与（**第3章 -A-2参照**）を十分に行う
- 安静時の持続痛が比較的安定しており，突出痛のみにレスキューや予防的レスキューを用いている場合，たとえレスキュー回数が多くても**安易にタイトレーションを行えば眠気など副作用だけが増強する**
  - ▶ このような時には流量UPの指示は行わずレスキュー対応を継続し，場合によってはレスキューの1回量を増量する（**第3章 -A-6，8，第7章 -7参照**）

3 注射剤とのスイッチングのタイミング

- a.「**徐放性経口剤⇒注射剤へ**」
  - ▶ 最後の内服後，次の内服予定であった時刻から注射剤開始
- b.「**貼付剤⇒注射剤へ**」
  - ▶ 貼付剤中止6〜12時間後に注射剤開始
- c.「**注射剤⇒貼付剤へ**」
  - ▶ 貼付6〜12時間後に注射剤中止
- d.「**注射剤⇒徐放性経口剤へ**」
  - ▶ 注射剤中止と同時に内服開始

※ただし疼痛コントロールが悪い場合には必ずしもa〜dに従う必要はなく，新たなオピオイド開始のタイミングを早めてもよい

> **⚠ Pitfall**
> **複数のオピオイドを併用する場合の早送り量に注意**
> ・持続皮下注・静注時のレスキュー量は1時間量の早送りが基本であるが，これは1日量の1/24であるため鎮痛効果が不十分であることも多い．
> ・また非典型的ではあるが「貼付剤＋持続皮下注」など複数のオピオイドを併用する場合，麻薬の全体量は「貼付剤と持続皮下注の合計量」であるため，持続皮下注の1時間量だけではレスキュー1回量がかなり不足することとなる．このような場合，しばしばレスキュー1回量の増量が必要となる（第7章-6参照）

4 こんな時に使おう！

- 急速に進行する強い痛みを短期間でとる必要がある時（**ラピッドタイトレーション**）
- **内服困難**であるが**持続痛が不安定**であり，フェンタニル貼布剤での調節が困難であると考えられる時
- 同成分の経口徐放性オピオイドからの変更により，鎮痛効果の維持と**消化器毒性の軽減**を期待する時[1]
- 他のオピオイドの作用を期待したいが現在のオピオイドが高用量のためスイッチング困難が予想される時
  例）高用量のフェンタニル貼付剤で疼痛コントロール中に呼吸困難が出現
  ▶ モルヒネ製剤であるプレペノン®注持続皮下注を少量から併用

➡ 冷や汗症例 もcheck！（第7章-6）

文献

1) Enting RH, et al：A prospective study evaluating the response of patients with unrelieved cancer pain to parenteral opioids. Cancer, 94：3049-3056, 2002
2)「がん疼痛の薬物療法に関するガイドライン2014年版」（日本緩和医療学会/編），p56，金原出版，2014

第3章 オピオイド鎮痛薬

B. 薬剤の使い方
7. フェンタニル ROO 製剤

Point

- ◆ 効果発現が早く（5〜10分），突然生じる予測困難な突出痛へのレスキューに適している[1]
- ◆ アブストラル®舌下錠と上顎臼歯の歯茎と頬の間で溶解させるイーフェン®バッカル錠があり，嚥下障害や消化管狭窄の患者にも使用可能である

1 フェンタニル ROO 製剤の概要

A) 本項で扱う薬剤の種類（図1）

- アブストラル®舌下錠
- イーフェン®バッカル錠
  - ▶ その他のフェンタニル製剤については**第3章-B-4参照**

B) 副作用

- オピオイドの副作用とその対策全般については**第3章-A-2参照**
- 持続時間の短いフェンタニル製剤であるため，**オプソ®内服液やオキノーム®散と比べて眠気や消化器毒性は問題となりにくいが，血中濃度の立ち上がりが早く呼吸抑制には注意が必要である**

● フェンタニルROO製剤：アブストラル®舌下錠・イーフェン®バッカル錠

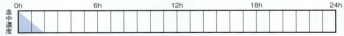

図1 フェンタニル ROO 製剤の血中濃度および効果持続時間のイメージ

C) 注意事項

- 他の徐放性オピオイドにより持続痛のコントロールが安定していることが使用の条件であるが，**低用量の徐放性オピオイド**（アブストラル®舌下錠では経口モルヒネ換算60mg/日以下，イーフェン®バッカル錠では経口モルヒネ換算30mg/日以下）**使用時には慎重投与**となっている
- 1回量は**個別の用量調節**が必要で，**不応期はアブストラル®舌下錠では2時間，イーフェン®バッカル錠では4時間**，それぞれ**1日4回まで使用可能**である
- 用量調節中は1日4回の各々の回で**30分後に同量までの追加投与も可能**であるが，不応期中に疼痛が出現した場合に備えて**他の速放製剤によるレスキューも準備しておく**

D) 他剤と異なる特徴

- ROO製剤（rapid-onset opioid：即効性オピオイド）は，速放製剤であるオプソ®内服液やオキノーム®散と比べて**効果発現が早く（5〜10分）**，突然生じる予測困難な突出痛へのレスキューに適している[1]（第3章-A-8参照）
- 口腔内で溶解されるため**経口摂取困難時**のレスキューにも適している

2 処方例（図2）

◆アブストラル®舌下錠・イーフェン®バッカル錠の共通事項

- 必ず下記の開始用量から投与を開始し用量調節を行う
- 用量調節中の無効時には30分後に同量までを追加投与可であるが，**至適用量決定後の維持期には追加投与は行わない**
- 至適用量決定後も疼痛増悪があれば再度追加投与や用量調節を行う
- 原則として1日4回（追加投与を合わせると1日8回）まで
- 不応期の疼痛増悪に備えてオプソ®内服液やオキノーム®散など他の速放製剤を準備する（第3章-A-8参照）

> **持続痛がコントロールされた状態で「突然生じる予測困難な突出痛」に対して①または②を選択**（第3章-A-8参照）
>
> **①アブストラル® 舌下錠100μg**
>   1回1錠を舌下投与
>
> **②イーフェン® バッカル錠 50または100μg**
>   1回1錠を上顎臼歯の歯茎と頬の間で溶解

①アブストラル® 舌下錠

- 徐放製剤が経口モルヒネ換算60mg/日以下⇒慎重投与
- **2時間**あけて1日4回まで
- 上記4回とも無効時には30分後に同量までを追加投与可
- 追加投与を繰り返す場合は下記のとおり至適量まで1回投与量を用量調節
  ▶ 100→200→300→400→600→MAX800μg

②イーフェン® バッカル錠

- 徐放製剤が経口モルヒネ換算30mg/日以下⇒慎重投与
- 経口モルヒネ換算30〜60mg/日⇒50μgから投与開始
- 経口モルヒネ換算60mg/日〜⇒100μgから投与開始
- **4時間**あけて1日4回まで
- 上記4回とも無効時には30分後に同量までを追加投与可
- 追加投与を繰り返す場合は下記のとおり至適量まで1回投与量を用量調節
  ▶ 50→100→200→400→600→MAX800μg

⚠ Pitfall

用量調節を速やかに行わなければ患者に「効かない薬」と判断される

特に高用量の徐放性オピオイドを用いている場合には，フェンタニルROO製剤の開始用量が相対的に少なくなるため，**開始用量ではほとんど効果が実感できないこともある**．速やかに用量調節を行わなければ，患者に効果がない薬と判断され継続を断念せざるを得なくなるため注意する（第7章-8参照）

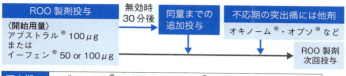

不応期	アブストラル® 2時間，イーフェン® 4時間
回数制限	1日4回まで，至適量決定までは各回とも無効時の追加投与可
用量調節 （μg）	アブストラル® 100→200→300→400→600→MAX800
	イーフェン® 50→100→200→400→600→MAX800

※追加投与を繰り返す場合は至適量まで1回投与量を用量調節

図2　フェンタニルROO製剤の使用方法

3 こんな時に使おう！

- 持続痛がコントロールされた状態で「**突然生じる予測困難な突出痛**」に対して痛みを抑えたい時
  - トイレ歩行時などは疼痛出現時間の予測が難しいため，オプソ®内服液やオキノーム®散で予防的レスキューを行っても効果発現が間に合わないことも多い
  - このような場合はフェンタニルROO製剤のよい適応と考えられる
  - ただし投与後急速に血中濃度が上昇するため，**予防的に用いる場合には事前に通常の投与で安全性を確認し**，見守りや介助のもとでトイレ歩行などを行う（第7章-8参照）
- 頭頸部がんや消化器がんなどで**嚥下や内服が困難な場合**のレスキューとして処方したい時
  - これらのがんでは5-FU（5-fluorouracil：5-フルオロウラシル）使用や局所への放射線照射に伴う口腔粘膜炎が生じうるが，舌下やバッカル部位の粘膜炎が強いとフェンタニルROO製剤の投与が困難な場合がある
  - 特に頭頸部がんに対する放射線化学療法では照射部位の粘膜炎が必発するため，口腔ケアや粘膜炎への対応（第5章-B-1参照）は治療開始時から予防的に行う
- オキノーム®散やオプソ®内服液では消化器がんの病状や**オピオイドの副作用による嘔気や便秘が問題となる時**

- 徐放製剤にタペンタ®錠（**第3章-B-5参照**），レスキューにフェンタニルROO製剤を選択すると消化器毒性を最小限にすることが可能である

→ **冷や汗症例** も check！（第7章-8）

文献

1) Jandhyala R, et al : Efficacy of rapid-onset oral fentanyl formulations vs. oral morphine for cancer-related breakthrough pain : a meta-analysis of comparative trials. J Pain Symptom Manage, 46 : 573-580, 2013

第4章
鎮痛補助薬,神経ブロック

処方例中の NS は生理食塩水を示しています

第4章 鎮痛補助薬，神経ブロック

1. 鎮痛補助薬（ステロイドを除く）

Point

◆「しびれるような痛み」「電気が走るような痛み」など神経障害性疼痛（第1章-8参照）を疑う場合には，WHO3段階除痛ラダーのどの段階でも鎮痛補助薬の併用を考慮する（第1章-7参照）

1 鎮痛補助薬の概要

A) 本項で扱う薬剤の種類

- 抗けいれん薬
  - プレガバリン（リリカ®カプセル）が，抗うつ薬アミトリプチリン（トリプタノール®錠）や抗けいれん薬ガバペンチン（ガバペン®錠）と比較して有意に神経障害性疼痛を軽減することが示されている[1]
- 抗うつ薬（SNRI）
  - SNRIデュロキセチン（サインバルタ®カプセル）がプラセボと比較して有意にパクリタキセルおよびオキサリプラチンによる末梢性神経障害性疼痛を軽減することが示されている[2]
- 抗不整脈薬[3]
  - リドカイン（静注用キシロカイン®2％）
  - メキシレチン（メキシチール®カプセル）
- NMDA受容体拮抗薬[3]
  - ケタミン（ケタラール®静注用）
  - イフェンプロジル（セロクラール®錠）
- ステロイド（第4章-2参照）
- 漢方薬
  - エビデンスは十分ではないが表1に示す漢方薬も用いられる[4]

表1　鎮痛補助薬として用いられる漢方薬

薬剤名	効果
芍薬甘草湯	こむら返り（著効する！）やパクリタキセルの副作用としての筋肉痛に対して
牛車腎気丸	パクリタキセルによる末梢性神経障害性疼痛に対して

2 処方例

◆ NSAIDs・アセトアミノフェン・オピオイドとA）〜F）いずれかを併用

- それぞれ効果がなく副作用のみが問題となる場合はその時点で他剤への変更を検討
- それぞれ効果はあるが不十分な場合や増量困難な場合は他の鎮痛補助薬の併用も考慮
- **C）** 抗不整脈薬・**D）** NMDA受容体拮抗薬については緩和ケアチームとの相談のうえで用いることが望ましい

A）抗けいれん薬

①プレガバリン（リリカ®カプセル25mg）
1回1カプセル，1日2回（朝夕食後）

- **腎機能に応じて減量が必要である**
- 副作用の**眠気やふらつき**が問題となる場合は夕1回のみの投与とする
- 眠気やふらつきが問題とならない範囲で3〜7日ごとに増量（〜MAX600mg/日）するが，150mg/日で全く効果がなければ中止を検討する

B）抗うつ薬（SNRI）

①デュロキセチン（サインバルタ®カプセル20mg）
1回1カプセル，1日1回（朝食後）

- 副作用の**嘔気**に対してメトクロプラミド（プリンペラン®錠）などを予防的に処方する
- **尿閉や眼圧上昇**などノルアドレナリン増加による作用にも注意する
- 副作用が問題とならない範囲で1週間ごとに20mg/日ずつ増量する（〜MAX60mg/日）が，40mg/日で全く効果がなければ中止を検討する

C）抗不整脈薬
①・②のいずれかを選択

> **①リドカイン（静注用キシロカイン®2％）**
> a.「鎮痛効果を判定するドラッグチャレンジテスト」or「効果がある場合1日3回程度までの頓用」として
>   100mg/5mL＋NS100mL 30分で点滴
> b. 単回投与が効果的であれば持続静注/持続皮下注を検討
>   5mg/kg/日（体重50kgであれば250mg/日）で投与開始

- 眠気・めまい・耳鳴り・悪心・せん妄・興奮・不整脈・徐脈・血圧低下・痙攣などの副作用出現に注意し，**中毒域に至らないよう血中濃度をモニターする**
- 副作用が問題とならない範囲で1〜3日ごとに5mg/kg/日（体重50kgであれば250mg/日）ずつ増量する（〜MAX 1,000mg/日）が，750mg/日で全く効果がなければ中止を検討する
- **刺激伝導障害・心不全・ショック・局麻アレルギーなどがある場合には使用を避ける**

> **②メキシレチン（メキシチール®カプセル50mg）**
>   1回1カプセル，1日3回（毎食後）

- 悪心・食欲不振・腹痛・消化不良などの副作用があるため**状況に応じて胃粘膜保護剤を併用する**
- **刺激伝導障害・心不全・ショックなどがある場合には使用を避け，しびれ・めまいなど中毒を疑う症状があれば使用を中止する**

- 副作用が問題とならない範囲で3〜5日毎に増量する（〜MAX450mg/日）が，300mg/日で全く効果がなければ中止を検討する

D) NMDA受容体拮抗薬
①・②のいずれかを選択

> ①ケタミン（ケタラール® 静注用）持続静注/持続皮下注
> 0.5〜1mg/kg/日（体重50kgであれば25〜50mg/日）で投与開始

- 副作用としての幻視・悪夢・せん妄・眠気・めまい・嘔気・痙攣などに注意し，**第5章-A-2「せん妄の症状緩和」を参照し精神症状への予防・対応を行う**
- 副作用が問題とならない範囲で1日ごとに0.5〜1mg/kg/日（体重50kgであれば25〜50mg/日）ずつ増量し100〜300mg/日で維持するが，150mg/日で全く効果がなければ中止を検討する
- レスキューとしての**早送りは使用しない！**
- 痙攣誘発・血圧/脳圧上昇作用があるため**痙攣既往・脳圧亢進・脳血管障害・高血圧・重症心不全患者には禁忌**
- **持続皮下注時には刺入部炎症**が生じるためステロイド軟膏などで対応する
- 近年ではオピオイド無効の疼痛へのケタミンの効果を否定する臨床試験[5]もあり適応は緩和ケアチームなどの助言により慎重に検討する

> ②イフェンプロジル（セロクラール® 錠20mg）
> 1回1錠，1日3回（毎食後）

- 副作用はほとんどないが鎮痛補助薬としてのエビデンスは乏しい
- 数日ごとに60mg/日（20mg/回）ずつ増量する（〜MAX 240mg/日）が，120mg/日で全く効果がなければ中止を検討する

E) ステロイド
- 第4章-2参照

F) 漢方薬

〈こむら返りやパクリタキセルの副作用としての筋肉痛に対して〉
①ツムラ芍薬甘草湯エキス顆粒⑱ 2.5g
　1回1包，頓用（こむら返りに）1日3回まで
　甘草を含むため頻用する場合は偽性アルドステロン症による低K血症に注意

〈パクリタキセルによる末梢神経障害に対して〉
②ツムラ牛車腎気丸エキス顆粒⑩⑦ 2.5g
　1回1包，1日3回（毎食前）
　パクリタキセル投与前から予防的に内服

> **⚠ Pitfall**
>
> **オピオイドタイトレーションやスイッチングの前に痛みの評価や鎮痛補助薬の検討を怠らない**
>
> 「痛みが全く良くならない」との訴えに対して安易にオピオイドタイトレーションを行ってしまい，眠気だけが強くなり疼痛は改善しないケースがある．よく聴取すると「しびれるような痛み」「電気が走るような痛み」など神経障害性疼痛を疑う訴えである場合が多い．また患者教育を行い1時間おきに積極的にレスキューを使用させたうえでオピオイドの有効性を判断することが重要である．レスキュー1時間後に疼痛が残存していた場合，患者が「この薬は効果がない」と判断して次のレスキューを行わなければ「オピオイドの量が不足しているのか，薬剤が合っていないのか」の判断がつかない（第3章-A-1，第7章-4参照）時間を惜しまず痛みの評価や鎮痛補助薬の検討を行うことで疼痛コントロールの質は高まる．逆にこれらを疎かにすると余計に疼痛コントロールがつくまでに時間を要してしまう

3 こんな時に使おう！

- 障害された神経伝導路末梢のデルマトームに一致し神経障害性疼痛を疑う疼痛
- 「しびれるような」「ビリビリ電気が走るような」などと表現され神経障害性疼痛を疑う疼痛

- パクリタキセル・オキサリプラチンなどの**化学療法の毒性による末梢神経障害としての神経障害性疼痛**
- 非オピオイド鎮痛薬（NSAIDs・アセトアミノフェン）やオピオイド鎮痛薬を**十分に併用しても無効**ながん性疼痛
  - オピオイドのタイトレーション（**第3章-A-6参照**）や適切なレスキューの使用（**第3章-A-8参照**）にても眠気のみが強くなり痛み自体はすっきりしない場合

➡ **冷や汗症例** もcheck！（第7章-4）

文献

1) Mishra S, et al：A comparative efficacy of amitriptyline, gabapentin, and pregabalin in neuropathic cancer pain：a prospective randomized double-blind placebo-controlled study. Am J Hosp Palliat Care, 29：177-182, 2012

2) Smith EM, et al：Effect of duloxetine on pain, function, and quality of life among patients with chemotherapy-induced painful peripheral neuropathy: a randomized clinical trial. JAMA, 309：1359-1367, 2013

3)「がん疼痛の薬物療法に関するガイドライン2014年版」（日本緩和医療学会/編），PP78-83，PP164-165，PP224-231，金原出版，2014

4)「症例で身に付くがん疼痛治療薬」（山口重樹,他/編），P193〜198，羊土社，2014

5) Hardy J, et al：Randomized, double-blind, placebo-controlled study to assess the efficacy and toxicity of subcutaneous ketamine in the management of cancer pain. J Clin Oncol, 30：3611-3617, 2012

第4章 鎮痛補助薬、神経ブロック

2. ステロイド

Point

◆ 腫瘍周囲の炎症や浸潤傾向が強い場合、神経圧迫を伴う場合などに鎮痛補助薬として強力な抗炎症作用をもつステロイドを併用する
◆ 症状の進行に応じて漸減法と漸増法という2通りの投与法がある

1 ステロイドの概要

A) 本項で扱う薬剤の種類

- デキサメタゾン(デカドロン®錠・デキサート®注)
- ベタメタゾン(リンデロン®錠/注)
- 緩和ケア領域では半減期の長いデキサメタゾンあるいはベタメタゾンが用いられる(表1)

B) 注意事項

- 「ターゲットとする症状が強く急速に進行する場合」は4〜8mg/日で開始し効果が維持できる最小の量まで漸減する漸減法を用いる
  - ▶ 脊髄圧迫症候群の場合は16mg/日から開始し放射線治療の効果によって漸減する(第5章-B-13参照)
- 「ターゲットとする症状が徐々に進行する場合」は1〜2mg/日から開始し症状増悪に合わせて4〜8mg/日まで漸増する漸増法を用いる

表1 プレドニゾロンとデキサメタゾン・ベタメタゾンの等価投与量

薬剤名	等価量	半減期
プレドニゾロン(プレドニン®錠)	5mg	12〜36時間
デキサメタゾン(デカドロン®錠) ベタメタゾン(リンデロン®錠)	0.5〜0.75mg	36〜54時間

緩和ケア領域では半減期の長いデキサメタゾンあるいはベタメタゾンが用いられる

2 処方例

- NSAIDs・アセトアミノフェン・オピオイドと **A)** または **B)** を併用
  - **胃粘膜障害予防のためPPIとの併用が望ましい**
  - 終末期にはせん妄増悪のリスクとなるため注意する
  - 日和見感染や骨粗鬆症などは長期使用時の合併症であるため,緩和ケアにおいては副作用対策の予防投与は必ずしも必要ないが,**高血糖やせん妄・不眠などの精神症状に対しては早期から注意が必要**である

A) 漸減法:ターゲットとする症状が強く急速に進行する場合

＜ベタメタゾン＞

4～8mg/日(脊髄圧迫症候群の場合は16mg/日)で開始し効果が維持できる最小量へ漸減し維持する

①リンデロン®注4mg 1～2A＋NS100mL
　30分かけてDIV,1日1回(朝)

②リンデロン®錠0.5mg:1回4～8錠,1日2回(朝・昼食後)

B) 漸増法:ターゲットとする症状が徐々に進行する場合

＜ベタメタゾン＞

1～2mg/日から開始し症状増悪に合わせて4～8mg/日まで漸増する

①リンデロン®注4mg 0.25～0.5A＋NS100mL
　30分かけてDIV,1日1回(朝)

②リンデロン®錠0.5mg:1回2～4錠,1日1回(朝食後)

> ⚠️ **Pitfall**
>
> **副作用を怖がってステロイドの使用を躊躇しない**
>
> ステロイドの副作用には高血糖やせん妄・不眠など早期から注意を要するものもあるが,その他の副作用は比較的長期に継続使用した場合に出現する.このため予後の限られた患者に対してはステロイドの副作用よりもその強力かつ幅広い効果から受ける恩恵の方が多いと考えられ

> る．強い炎症や浸潤を伴うような腫瘍でオピオイド・非オピオイドの併用が無効な場合などに，ステロイドの併用が著効するケースもしばしば経験するため，切り札の1つとして躊躇なくステロイドを使用することが重要である（第7章 -11参照）

3 こんな時に使おう！

① CT上，**腫瘍周囲の炎症や浸潤傾向が強い場合**の疼痛（胸壁に浸潤する肺尖部腫瘍など）
② **がん性胸膜炎／腹膜炎**による疼痛（胸腹水への対応も兼ねて）
③ 腫瘍性に CRP が高値の場合の局所の疼痛
④ **腫瘍による神経圧迫**のための神経障害性疼痛
  ▶ ただし①〜④の例は経験に基づくものでエビデンスは乏しく，オピオイド無効時のオピオイドとステロイドの併用はガイドラインでは弱い推奨となっている[1]

➡ 冷や汗症例 も check！（第7章 -11）

文献
1)「がん疼痛の薬物療法に関するガイドライン2014年版」（日本緩和医療学会／編），pp165-166，金原出版，2014

3. 神経ブロック

Point

- がん性疼痛患者の約10％程度が神経ブロックの適応となる
- WHO方式がん疼痛治療法が無効・不耐の場合に神経ブロックの適応を「早期に」専門医へコンサルトする

1 神経ブロック適応時の注意事項

- 膵臓がんによる上腹部痛に対する腹腔神経叢ブロックなど奏功が期待できる場合には，WHO方式がん疼痛治療法が無効・不耐でなくても適応を検討する[1〜3]
- 刺入ルートに感染巣・腫瘍がある場合や全身の感染・出血傾向がある場合には神経ブロックは施行できず，クモ膜下・硬膜外鎮痛法では脳圧亢進も禁忌となる
- 全身状態不良時には神経ブロックの施行は困難となり，QOLの維持やオピオイドの減量などの恩恵も少なくなるため「早期のコンサルト」が重要である

2 神経ブロックの適応例

①顔面の痛み⇒三叉神経ブロック
②頸部〜上肢の痛み⇒星状神経節ブロック・腕神経叢ブロック
③胸壁の痛み⇒肋間神経ブロック
④脊髄神経根圧迫による痛み⇒脊髄神経根ブロック
⑤膵臓がんによる上腹部・背部の痛み⇒腹腔神経叢ブロック

- 奏功が期待できるためWHO方式がん疼痛治療法が無効・不耐でなくても適応を検討する[1〜3]
- X線透視下・CTガイド下のほか，消化器内科により超音波内視鏡下[3]でも施行される

◆膵臓がんで早期の施行が推奨される理由[1]

- 腫瘍が増大するとブロックのためのアルコールの注入スペースが減少する
- 合併症として交感神経遮断による腸管蠕動亢進や低血圧があるため,閉塞性イレウスや血圧低下のリスクが高い病状進行期には施行し難い
  - 適切な時期に施行すれば腸管蠕動亢進＋オピオイドの減量により便秘の改善につながる
- 病状進行期には疼痛閾値が低下するとともに感染・出血傾向・腹水などを伴い処置が困難となる
- 病状進行期には除痛によるQOLの維持やオピオイドの減量などの恩恵が少なくなる

⑥腹部の痛み⇒下腸間膜動脈神経叢ブロック

- 横行結腸左側〜S状結腸由来や腹部大動脈周囲の浸潤による下腹部痛・腰痛に対して用いられる
- 腹腔神経叢ブロックや上下腹神経叢ブロックとともに補助的に用いられる

⑦骨盤内の痛み⇒上下腹神経叢ブロック

- 直腸・前立腺・精嚢・膀胱後半部・子宮頸部・腟円蓋部などの骨盤内臓器由来の疼痛に対して用いられる

⑧片側性・限局性の胸腹部の痛み⇒クモ膜下フェノールブロック

- 高比重フェノールグリセリンによりクモ膜下腔において脊髄神経後根をブロックする

⑨会陰部の痛み

a. サドルブロック

- クモ膜下フェノールブロックに含まれ坐位で第4・5仙髄神経・馬尾神経をブロックする
- 膀胱直腸障害のリスクが高いため尿路変更や人工肛門施行済みの患者に対してよい適応となる[1]

b. 不対神経節ブロック

- 会陰部の交感神経由来の疼痛に対して用いられる

⑩その他頸部以下のコントロール困難な痛み

a. 硬膜外ブロック

- 硬膜外腔に局所麻酔薬を注入する神経ブロックで分節性と調節性に優れている
- 脳圧亢進時には禁忌である

b. クモ膜下・硬膜外鎮痛法

- クモ膜下腔・硬膜外腔にオピオイド単独もしくはオピオイドに局所麻酔薬を併用して投与する
- 長期に安定した薬液投与を行うため注入用皮下ポートの増設を行うことがある
- クモ膜下鎮痛法は硬膜外鎮痛法より少量のオピオイドで確実かつ長期に安定した効果を認める
- モルヒネの投与経路による換算比⇒経口モルヒネ：硬膜外モルヒネ：クモ膜下モルヒネ＝ 100 〜 300：10：1 [4)]
- 脳圧亢進時には禁忌である

> **! Pitfall**
>
> **早期に神経ブロックの適応をコンサルトする**
>
> 基本的にはどの神経ブロックでも全身状態不良時には施行が困難となり，QOLの維持やオピオイドの減量などの恩恵も少なくなる．しかし実際には病状が悪化してから最後の手段として神経ブロックのコンサルトが行われることが多い．常に神経ブロックも選択肢として頭に入れておき早期に緩和ケアチームやペインクリニック外来へ適応をコンサルトする（第7章-12参照）

3 こんな時に使おう！

- 十分なオピオイドや鎮痛補助薬（**第4章-1参照**）を用いても**WHO方式がん疼痛治療法が無効**の場合
- 適切な副作用対策（**第3章-A-2参照**）やオピオイドスイッチング（**第3章-A-7参照**）を行っても**オピオイドの副作用が問題**となる場合
- WHO方式がん疼痛治療法が無効・不耐でなくても**膵臓がんによる上腹部痛**に対する腹腔神経叢ブロックなど神経ブロックの奏功が期待できる場合

- オピオイドの使用量が非常に多く神経ブロックの導入により**オピオイドの減量が期待**できる場合

→ 冷や汗症例 も check！（第7章-12）

文献

1）「がん疼痛の薬物療法に関するガイドライン2014年版」（日本緩和医療学会/編），PP109-115，金原出版，2014
2）Yan BM, et al：Neurolytic celiac plexus block for pain control in unresectable pancreatic cancer. Am J Gastroenterol, 102：430-438, 2007
3）Wyse JM, et al：Randomized, double-blind, controlled trial of early endoscopic ultrasound-guided celiac plexus neurolysis to prevent pain progression in patients with newly diagnosed, painful, inoperable pancreatic cancer. J Clin Oncol, 29：3541-3546, 2011
4）「症例で身に付くがん疼痛治療薬」（山口重樹，他/編），PP455-463，羊土社，2014

第5章
症状の緩和

処方例中のNSは生理食塩水を示しています

第5章 症状の緩和

A. 精神症状
1. 不眠

Point

- 寝つきが悪い「入眠困難」には「超短時間作用型」もしくは「短時間作用型」睡眠薬を用いる
- 途中で目が覚める「中途覚醒」には「中時間作用型」もしくは「長時間作用型」睡眠薬を用いる
- 「せん妄ハイリスク患者の不眠」には「メラトニン受容体作動薬」「抗うつ薬」「抗精神病薬」を用いる
- 「肝障害時」にはグルクロン酸抱合により代謝され肝障害の影響を受けにくいロルメタゼパムを少量から用いる

表1 睡眠薬の基本イメージ

分類名	商品名	作用時間	抗不安作用	筋弛緩作用 ⇒転倒リスク	せん妄・依存リスク
メラトニン受容体作動薬*	ロゼレム®	超短時間	なし	なし	なし (せん妄予防効果あり[1])
非ベンゾジアゼピン系	マイスリー® アモバン® ルネスタ®	超短時間	なし〜弱い	弱い	あり
ベンゾジアゼピン系	ハルシオン®	超短時間	あり	あり	あり
	レンドルミン® リスミー® エバミール® ロラメット®	短時間			
	サイレース® ロヒプノール® ベンザリン® ユーロジン®	中時間			
	ドラール®	長時間			

*メラトニン受容体作動薬は，睡眠リズムの改善に効果はあるが即効性はない

1 不眠に対する処方の基本

- 睡眠薬の基本イメージを表1に示す
- 効果が乏しい場合は,①無効時1時間以上あけて頓服で1錠追加⇒②定期薬増量⇒③薬剤変更の順で試し,**多剤併用は避ける**
  - ▶ ただし作用時間の長い薬剤の追加投与は遷延のリスクがあるため,作用時間の短い薬剤での追加投与も考慮する
- **高齢者や臓器機能低下時には50％減量や作用時間の短い薬剤の選択を考慮する**
- 難渋する場合には緩和ケアチームや精神科医へコンサルトする

2 入眠困難の処方例

- A),B) いずれか1剤を処方する

A) 超短時間作用型

a. メラトニン受容体作動薬

- 睡眠リズムの改善⇒即効性なく継続的な内服必要・せん妄予防効果あり[1]

①ラメルテオン（ロゼレム®錠8mg）
1回1錠,1日1回（眠前）
※ロゼレム®錠は追加投与や増量不可

b. 非ベンゾジアゼピン系

①ゾルピデム（マイスリー®錠5mg）
②ゾピクロン（アモバン®錠7.5mg）
③エスゾピクロン（ルネスタ®錠1mg）
いずれも1回1錠,1日1回（眠前）

c. ベンゾジアゼピン系

①トリアゾラム（ハルシオン®錠0.125mg）
1回1錠,1日1回（眠前）

B) 短時間作用型

a.ベンゾジアゼピン系

> ①ブロチゾラム（レンドルミン®錠0.25mg）
> ②リルマザホン（リスミー®錠1mg）
> ③ロルメタゼパム（エバミール®錠1mg・ロラメット®錠1mg）
> いずれも1回1錠，1日1回（眠前）

3 中途覚醒の処方例

- A)，B) いずれか1剤を処方する

A) 中時間作用型

a.ベンゾジアゼピン系

> ①フルニトラゼパム（サイレース®錠1mg・ロヒプノール®錠1mg）
> ②ニトラゼパム（ベンザリン®錠5mg・ネルボン®錠5mg）
> ③エスタゾラム（ユーロジン®錠1mg）
> いずれも1回1錠，1日1回（眠前）

B) 長時間作用型

a.ベンゾジアゼピン系

> ①クアゼパム（ドラール®錠15mg）
> 1回1錠，1日1回（眠前）

4 せん妄ハイリスク患者の不眠に対する処方例

- a〜cからいずれか1剤を処方する
- ベンゾジアゼピン系は「せん妄」「依存」「筋弛緩作用による転倒」のリスクが高いため避ける！

- せん妄発症後でも軽度の夜間せん妄であれば，抗精神病薬ではなく「せん妄原因の除去＋a.またはb.」で対応できる場合もある

a. メラトニン受容体作動薬[1]

① ラメルテオン（ロゼレム®錠8mg）
  1回1錠，1日1回（眠前）※ロゼレム®錠は追加投与や増量不可

b. 抗うつ薬

① トラゾドン（レスリン®錠25mg・デジレル®錠25mg）〈半減期短〉
② ミアンセリン（テトラミド®錠10mg）〈半減期長〉
  いずれも1回1錠，1日1回（眠前）

c. 抗精神病薬

① クエチアピン（セロクエル®錠25mg）〈半減期短〉
② オランザピン（ジプレキサ®錠2.5mg）〈半減期長〉
  いずれも1回1錠，1日1回（眠前）※糖尿病患者には禁忌！

5 肝障害時の処方例

① ロルメタゼパム（エバミール®錠1mg・ロラメット®錠1mg）
  1回0.5錠，1日1回（眠前）※0.5錠から開始

6 内服困難時の処方例

① フルニトラゼパム（サイレース®静注2mg・ロヒプノール®静注用2mg）0.5A（1mg）＋ NS100mL
  ・眠前or不眠時60分で点滴，入眠したらその時点で終了，1時間以上あけて1晩2回まで
  ・ただし**呼吸回数＜10回/分**であれば投与保留/中止
  ※半減期が長く呼吸抑制のリスクも高いため呼吸回数＜10回/

分であれば投与を保留し，**投与中・投与後も呼吸回数をモニターする**

② ミダゾラム（ドルミカム®注射液10mg）1A（〜効果により徐々に増量）＋ NS100mL
- 眠前 or 不眠時 20mL/時で点滴，入眠したら5mL/時で翌朝まで維持，覚醒時は再入眠まで20mL/時へ戻す
- ただし**呼吸回数＜10回/分であれば投与保留/中止**
  ※**半減期が短く入眠後も維持が必要**
  ※フルニトラゼパムと比較して呼吸抑制のリスクは少ないが呼吸回数＜10回/分であれば投与を保留する
  ※**耐性になりやすく短期間で増量が必要となる場合が多い**
  ※少量ずつ筋注での使用も行われる（例：1回0.5A筋注・1時間以上あけて1晩2回まで）

③ ブロマゼパム（セニラン®坐剤3mg）
  1回1個，眠前 or 不眠時，1時間以上あけて1晩2回まで
- ただし**呼吸回数＜10回/分であれば投与保留**
  ※ジアゼパム（ダイアップ®坐剤）やフェノバルビタール（ワコビタール®坐剤）なども用いられる

● 呼吸抑制が問題でこれらの薬剤が使用しにくい場合，血圧が安定していればクロルプロマジン（コントミン®筋注）の点滴・筋注が使用される（第5章-A-2，**4**-B）参照）

> **⚠ Pitfall**
>
> **せん妄ハイリスク患者にベンゾジアゼピン系睡眠薬は不可**
>
> - ベンゾジアゼピン系睡眠薬は「せん妄」「依存」「筋弛緩作用による転倒」のリスクが高いため,せん妄ハイリスク患者への投与は避ける.せん妄ハイリスク患者の不眠に対しベンゾジアゼピン系睡眠薬での対応が継続され,せん妄の発症によりさらなる不眠・不穏に陥るケースをしばしば見かけるが,このような場合は,あらかじめメラトニン受容体作動薬・抗うつ薬・抗精神病薬などで不眠に対応すべきである(**第7章-15参照**)
> - また非ベンゾジアゼピン系睡眠薬はベンゾジアゼピン系と比較して「筋弛緩作用による転倒」のリスクが軽減されており,高齢者にも適した薬剤であるが,「せん妄」「依存」のリスクについてはやはり注意が必要である.一方でメラトニン受容体作動薬は「せん妄」「依存」「筋弛緩作用による転倒」のリスクはなく,逆に「せん妄予防効果」がRCTで示されている[1]が,即効性はないため効果が実感されるまでしばらく内服を続ける必要がある

➡ **冷や汗症例** もcheck!(第7章-15)

文献

1) Hatta K, et al:Preventive effects of ramelteon on delirium:a randomized placebo-controlled trial. JAMA Psychiatry 71:397-403, 2014
2)「内科医のための不眠診療はじめの一歩」(小川 朝生,他/編),羊土社,2013
3)「がん患者の精神症状はこう診る 向精神薬はこう使う」(上村 恵一,他/編),じほう,2015

A. 精神症状
2. せん妄

Point

- ◆ 治療のゴールが異なるため，「可逆性せん妄」と「不可逆性せん妄」の鑑別が重要である
- ◆ 「可逆性せん妄」の場合は「原因の除去＋対症療法としての抗精神病薬」により「せん妄からの回復」を目標とする
- ◆ 「不可逆性せん妄」の場合は「抗精神病薬＋ベンゾジアゼピン系薬剤の併用」により「せん妄による苦痛の緩和」を目標とする

1 せん妄の基本

A) 原因

①可逆性せん妄

a. 薬剤

- ベンゾジアゼピン系・オピオイド・ステロイド・抗うつ薬・抗ヒスタミン薬・抗コリン薬・H_2受容体拮抗薬など

b. 病態

- 脱水・感染・電解質異常・血糖異常・貧血・治療適応のある脳転移・痙攣後せん妄・軽度の低酸素血症など
  - ▶ **対症療法以前にこれらの原因の除去が最優先**（抗ヒスタミン薬・抗コリン薬・H_2受容体拮抗薬などは盲点！）

②不可逆性せん妄

- がん性髄膜炎・治療効果の乏しい脳転移・終末期の肝腎不全や低酸素血症など

B) 症状

- **A)** の原因により直接引き起こされる「意識障害」「注意障害」「認知障害」などの脳機能障害が**短期間のうちに出現し日内変動する**

- ▶ 見当識の低下・つじつまの合わなさ・記憶の欠如・幻覚・妄想・興奮・睡眠障害など多彩な症状として現れる

C) タイプ

①過活動型せん妄
- 幻覚・妄想・興奮が目立つ
  - ▶ 点滴の自己抜去・転倒などにつながる

②低活動型せん妄
- 傾眠・活動性の低下が目立つ
  - ▶ 低栄養や筋力低下などにつながる
  - ▶ 患者からの訴えが少ない低活動型せん妄は見逃されやすいため注意！

③混合型せん妄
- 過活動型と低活動型の両者の特徴をあわせもつ

2 治療の方針

- 治療のゴールが異なるため「可逆性」か「不可逆性」かの鑑別が重要！

A) 可逆性せん妄の場合

- 「原因の除去＋対症療法としての抗精神病薬」により「せん妄からの回復」を目標とする
- オピオイドが原因⇒オピオイドスイッチング（**第3章-A-7参照**）
- H_2受容体拮抗薬が原因⇒ PPIへ変更
- ベンゾジアゼピン系薬剤が原因⇒抗精神病薬へ変更（**第5章-A-1参照**）
- 電解質異常が原因⇒補正（高Ca血症については**第5章-B-14参照**）
- 感染＋脱水が原因⇒抗菌薬治療＋補液
- 脳転移が原因⇒放射線治療＋抗浮腫療法（**第5章-B-11参照**）

B) 不可逆性せん妄の場合

- 「抗精神病薬＋ベンゾジアゼピン系薬剤の併用」により「せん妄による苦痛の緩和」を目標とするが「苦痛緩和のための鎮静（第5章−B-15参照）」が必要となる場合もある
- ベンゾジアゼピン系薬剤はせん妄のリスクであり可逆性せん妄では中止するべきであるが，不可逆性せん妄では睡眠の確保などを目的に抗精神病薬との併用でベンゾジアゼピン系薬剤を使用する

C) 予防・治療には環境調整も重要

- カレンダーや時計の設置
- 見当識を意識した声掛け
- 日中のリハビリテーション
- 夜間の点滴の中止など

3 処方例

- 本項で扱う抗精神病薬のイメージを図1に示し，処方例の概略を表1に示す

表1 せん妄の対処法

原因除去＋環境調整			
可逆性せん妄			不可逆性せん妄
軽度	中等度	重度	・抗精神病薬定期＋ベンゾジアゼピン系 ・苦痛緩和のための鎮静も考慮 （第5章−B-15参照）
抗精神病薬頓用 3-A) 参照	抗精神病薬定期 3-B) 参照	抗精神病薬定期＋ベンゾジアゼピン系 3-C) 参照	

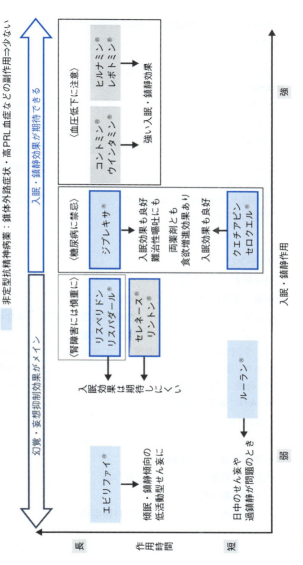

図1 抗精神病薬のイメージ

A）症状が軽度で一時的な場合

①～③のいずれかの抗精神病薬の頓用で対応する

①クエチアピン（セロクエル® 錠 25mg）
  1回1錠（不穏時）
  無効時1時間以上あけて頓服で1錠追加，1晩3回まで
  ※糖尿病患者には禁忌！

②リスペリドン（リスパダール® OD錠 0.5mg・リスペリドン内用液 0.5mg）
  1回1錠/包（不穏時）
  無効時1時間以上あけて頓服で1錠/包追加，1晩3回まで

③ハロペリドール（セレネース® 注 5mg・リントン® 注 5mg）
  0.5A（2.5mg）＋ NS100mL
  不穏時30分で点滴（同量を原液で筋注も可），1時間以上あけて1晩3回まで

①クエチアピン
- **糖尿病患者には禁忌！**
- **鎮静・催眠作用＞抗幻覚・妄想作用**
- 非定型抗精神病薬のなかでも**錐体外路症状は非常に少ない**
- オランザピン（ジプレキサ® 錠）も同様のプロファイルであるが，半減期が長いため頓服薬としてせん妄に用いるには不向きであり，眠前定期薬として「せん妄ハイリスク患者の不眠」や「難治性の嘔気・嘔吐」などに用いられることが多い（第5章-A-1，第5章-B-2参照）

②リスペリドン
- 糖尿病患者にも用いることができるが血糖フォローが必要
- **腎障害患者には慎重投与**
- **抗幻覚・妄想作用＞鎮静・催眠作用**
  ▶ **入眠効果は期待しにくい！**
- 非定型抗精神病薬であるが**錐体外路症状はやや多い**

③ハロペリドール

- **抗幻覚・妄想作用＞鎮静・催眠作用**
  - 入眠効果は期待しにくい！
- 定型抗精神病薬であり**錐体外路症状は多い**

> <注意>
> ②リスペリドンおよび③ハロペリドールは「入眠効果を期待しにくい」一方で「効果が遷延」し「錐体外路症状を起こしやすい」
> なかなか入眠しないからと②，③を頻用しても，入眠しないばかりか**翌日以降に過鎮静や錐体外路症状が問題となるため注意が必要**（第7章-17参照）

- 入眠効果を求める場合は❶〜❹を順次検討

> ❶ 軽度の夜間せん妄であれば，抗精神病薬ではなく「せん妄原因除去＋メラトニン受容体作動薬（コゼレム®錠）or抗うつ薬（レスリン®錠・デジレル®錠・テトラミド®錠）」で対応可能な場合あり（第5章-A-1参照）
> ❷ 糖尿病がなければ①クエチアピン（セロクエル®錠）を選択
> ❸ **3**-C) を参考に抗精神病薬＋ベンゾジアゼピン系薬剤を併用
> ❹ **4**-B) を参考に，より鎮静・入眠効果の強いクロルプロマジン（コントミン®錠/筋注・ウインタミン®錠）やレボメプロマジン（ヒルナミン®糖衣錠/筋注・レボトミン®錠/筋注）へ抗精神病薬を変更

B）症状が軽度〜中等度で持続する場合

A）-①〜③のいずれかの抗精神病薬の定期投与で対応する

例）クエチアピン（セロクエル®25mg錠）
1回1錠，1日2回（夕・眠前）
無効時1時間以上あけて1回1錠を2回まで追加投与可
※糖尿病患者には禁忌！

- 頓用で用いた **A)** -①〜③を「せん妄の始まる時間帯」「せん妄抑制効果」「翌日の鎮静の残り具合」などを目安に1日1回（夕もしくは眠前）あるいは1日2回（夕・眠前）の定期投与とする
- 効果が乏しい場合は「無効時1時間以上あけて同量or半量を2回まで追加投与可」などの指示で対応し，使用頻度により定期投与量・時刻の再設定を行う

C) 症状が重度の場合・不可逆性せん妄の場合

抗精神病薬定期投与（B）＋④～⑥のいずれかのベンゾジアゼピン系薬剤の併用で対応する

④ フルニトラゼパム（サイレース® 静注 2mg・ロヒプノール® 静注用 2mg）0.5A（1mg）＋ NS100mL
眠前 or 不眠・不隠時 60 分で点滴・入眠したらその時点で終了，1 時間以上あけて 1 晩 2 回まで
ただし**呼吸回数＜10回/分であれば投与保留/中止**

⑤ ミダゾラム（ドルミカム® 注射液 10mg）1A（～効果により徐々に増量）＋ NS100mL
眠前 or 不眠・不隠時 20mL/時で点滴・入眠したら 5mL/時で翌朝まで維持・覚醒時は再入眠まで 20mL/時へ戻す
ただし**呼吸回数＜10回/分であれば投与保留/中止**

⑥ ブロマゼパム（セニラン® 坐剤 3mg）
1 回 1 個（眠前 or 不眠・不隠時）1 時間以上あけて 1 晩 2 回まで
ただし**呼吸回数＜10回/分であれば投与保留**

④ フルニトラゼパム
- **半減期が長く呼吸抑制のリスクも高いため呼吸回数＜10回/分であれば投与を保留し，投与中・投与後も呼吸回数をモニターする**

⑤ ミダゾラム
- **半減期が短く入眠後も維持が必要**
- フルニトラゼパム（サイレース® 静注・ロヒプノール® 静注用）と比較して呼吸抑制のリスクは少ないが呼吸回数＜10回/分であれば投与を保留する
- **耐性になりやすく短期間で増量が必要となる場合が多い**
- 少量ずつ筋注での使用も行われる
  - ▶例）1 回 0.5A 筋注，1 時間以上あけて 1 晩 2 回まで

⑥ ブロマゼパム
- 入眠作用が強く比較的長時間効果が持続する坐剤はルート確保困難時に重宝する
- ジアゼパム（ダイアップ® 坐剤）やフェノバルビタール（ワコ

ビタール®坐剤)なども用いられる

D) A〜Cの効果が乏しい不可逆性せん妄の場合
- 苦痛緩和のための鎮静を検討する(**第5章-B-15参照**)

4 その他の応用的な薬剤

- 使い慣れていなければ緩和ケアチームや精神科医へのコンサルトが望ましい

A) 3 -A)よりも鎮静・入眠効果の弱い抗精神病薬

> **ペロスピロン(ルーラン®錠)**
> 例)ペロスピロン(ルーラン®錠4mg)
> 　1回1錠(〜効果により増量),1日3回(毎食後)

- 半減期が短く鎮静/入眠作用が弱い
  - 鎮静/入眠効果が弱めのリスペリドン(リスパダール®錠・リスペリドン内用液)やハロペリドール(セレネース®注・リントン®注)でも過鎮静となってしまう日中のせん妄に対して
  - 半減期が短いため**定期処方では1日3回の服用が必要**
- 合併症があっても使用しやすい
  - 糖尿病+腎障害がありクエチアピン(セロクエル®錠)やリスペリドン(リスパダール®錠・リスペリドン内用液)の両者が使用しにくい時

> **アリピプラゾール(エビリファイ®錠/内用液)**
> 例)アリピプラゾール(エビリファイ®錠3mg)
> 　1回1錠(〜効果により増量),1日1回(朝食後)

- 半減期が長いが鎮静/入眠効果がほとんどない
  - もともと傾眠傾向の**低活動型せん妄に対して1日1回(朝食後)で処方**
- 非定型抗精神病薬であるが**アカシジアをきたしやすい**

B) **3-A)** よりも鎮静・入眠効果の強い抗精神病薬

クロルプロマジン（コントミン® 糖衣錠/筋注・ウインタミン® 錠）

例）クロルプロマジン（コントミン® 筋注10mg）0.5〜1A（5〜10mg）＋ NS100mL

眠前or不穏・不眠時に60分かけて点滴（同量を原液で筋注も可）入眠したらその時点で終了，1時間以上あけて1晩2回まで，血圧低下に注意

- **半減期が長く鎮静/入眠効果が強い・血圧低下に注意**
  - **3-A)** では鎮静/入眠効果が不足するとき
  - 錠剤は**吃逆（しゃっくり）に対しても頓用**で用いられる
  - 注射剤は筋注用であるが緩和領域では点滴で使用することが多い
  - フルニトラゼパム（サイレース® 静注・ロヒプノール® 静注用）点滴を用いたいが呼吸状態が悪く使用しにくいときなどに，血圧に問題なければクロルプロマジン（コントミン® 筋注）点滴を使用する
  - 呼吸状態や血圧が許せばフルニトラゼパム（サイレース® 静注・ロヒプノール® 静注用）とクロルプロマジン（コントミン® 筋注）を同時併用する場合もある

レボメプロマジン（ヒルナミン® 錠/筋注・レボトミン® 錠/筋注）

例）レボメプロマジン（ヒルナミン® 筋注25mg・レボトミン® 筋注25mg）0.5A（12.5mg）

眠前or不穏・不眠時に筋注，1時間以上あけて1晩2回まで，血圧低下に注意

- **半減期が長く鎮静/入眠効果がかなり強い・血圧低下に注意**
  - クロルプロマジン（コントミン® 糖衣錠/筋注・ウインタミン® 錠）でも鎮静/入眠効果が不足する時

C) 漢方薬

抑肝散

例）ツムラ抑肝散エキス顆粒㊵
1回1包（2.5g），1日3回（毎食前）or 頓服（興奮・イライラ時）

- **即効性**があり効果を実感できることが多い
- **入眠作用はない**ため日中のせん妄にも使用できる
- 甘草による**偽性アルドステロン症（低K血症）**に注意
- 高齢者などで抗精神病薬の副作用や過鎮静が問題となる場合の日中の興奮・イライラなどがよい適応である

⚠ Pitfall

せん妄により痛みが増強する場合がある

日中の痛みは安定しているのに，夜間に不穏とともに疼痛が増強するケースがある．このような場合はせん妄により疼痛の増強を感じている可能性があり，安易にオピオイドのレスキューの頻用のみで対応すると余計にせん妄の悪化をきたし疼痛緩和も得られない．抗精神病薬を導入し，せん妄に対応しながらオピオイドのレスキューを使用することで，夜間の不穏および疼痛増強を軽減できることが多い（第7章-16参照）

➡ 冷や汗症例 も check！（第7章-16）

文献

1）「自信がもてる！せん妄診療はじめの一歩」（小川朝生/著），羊土社，2014
2）「がん患者の精神症状はこう診る 向精神薬はこう使う」（上村恵一，他/編），じほう，2015
3）「PEACE緩和ケア研修会参加者ハンドブック－精神症状 せん妄」日本緩和医療学会・日本サイコオンコロジー学会，2016

第5章 症状の緩和

A. 精神症状
3. 気持ちのつらさ

Point

- 問診（表1）・つらさと支障の寒暖計（図1）により気持ちのつらさの評価を行う[3]
- 「ケアを必要とする気持ちのつらさ」や「希死念慮」などがあれば精神科医へコンサルトする[1]
- がん性疼痛など身体的苦痛が原因と考えられる場合はまず症状緩和をしっかり行い，生活への支障があればMSW（medical social worker）の介入によりソーシャルサポートの拡張を図る[1]

1 気持ちのつらさへの対応

- 薬物治療としてはまずベンゾジアゼピン系抗不安薬を考慮する[1]
  - ベンゾジアゼピン系睡眠薬同様「せん妄」「依存」「筋弛緩作用による転倒」のリスクとなるため注意
- 上記効果が不十分であればSSRI・SNRIを導入する[1]
  - これでも効果が不十分な場合は精神科医により他の抗うつ薬 NaSSA（noradrenergic and specific serotonergic antidepressant：ノルアドレナリン作動性・特異的セロトニン作動性抗うつ薬）などが検討されるべきである
  - 抗うつ薬には即効性がなく継続した内服・増量が必要となるため予後の短い患者には不向きである

表1 問診による気持ちのつらさの評価ポイント

質問	留意点
一日中気持ちが落ち込んでいませんか？	「一日中」がポイントで「気持ちが楽になる時間の有無」を確認
今まで好きだったことが楽しめなくなっていませんか？	・趣味 ・お孫さんが来る　など
→いずれかに「はい」と答えた場合ケアが必要な可能性が高い[1,2]	

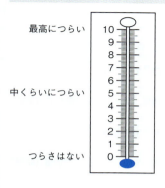
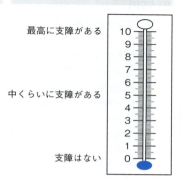

図1 つらさと支障の寒暖計
つらさ≧4点かつ支障≧3点の場合ケアが必要である可能性が高い
文献1より転載

▶ 抗うつ薬使用時には消化器毒性(嘔気：1週間程度で耐性ができる)・禁忌・他剤との相互作用などに注意を払う

2 処方例

A) ベンゾジアゼピン系抗不安薬

- ベンゾジアゼピン系睡眠薬同様「せん妄」「依存」「筋弛緩作用による転倒」のリスクとなるため注意

> **①・②いずれかを選択**
> ①アルプラゾラム(コンスタン®0.4mg錠・ソラナックス®0.4mg錠)
> 1回1錠，頓用 or 1日2〜3回定期
> ②ロラゼパム(ワイパックス®錠0.5mg)
> 1回1錠，頓用 or 1日2〜3回定期

> ②はグルクロン酸抱合により代謝され肝機能の影響を受けにくく肝障害時にも使用しやすい

B) SSRI

- 不安＞意欲低下の時（セロトニンを増やす）

①・②いずれかを選択

①エスシタロプラム（レクサプロ®錠10mg）
　1回1錠，1日1回（夕食後）
　1〜2週間あけて20mg/日まで増量（効果が十分であれば増量はストップ）

②セルトラリン（ジェイゾロフト®錠25mg）
　1回1錠，1日1回（夕食後）
　1〜2週間あけて25mg/日ずつMAX100mg/日まで増量（効果が十分であれば増量はストップ）

> ①・②は新規抗うつ薬の中で有効性・忍容性が最も高いことがメタアナリシスで示されている[4]

C) SNRI

- 意欲低下＞不安の時 or 神経障害性疼痛を合併する時
  > セロトニン＋ノルアドレナリンを増やす⇒尿閉や眼圧上昇などノルアドレナリン増加による作用に注意

①デュロキセチン（サインバルタ®カプセル20mg）
　1回1錠，1日1回（朝食後）
　1〜2週間あけて20mg/日ずつMAX60mg/日まで増量（効果が十分であれば増量はストップ）

> デュロキセチン（サインバルタ®カプセル）は前述のメタアナリシス[4]において新規抗うつ薬の中での有効性・忍容性は低かったが，**神経障害性疼痛（特に抗がん剤が原因のもの）を合併する場合には選択肢となる**[5]（**第4章-1参照**）

D) NaSSA

- SNRIと同じくセロトニン＋ノルアドレナリンを増やすため効果や注意点は同様であるが，**より効果発現が早く眠気が強いのが特徴**

> ①ミルタザピン（リフレックス®錠15mg・レメロン®錠15mg）
> 1回1錠，1日1回（眠前⇒眠気が強いため）
> 1〜2週間あけて15mg/日ずつMAX45mg/日まで増量（効果が十分であれば増量はストップ）

▶ **不眠を伴う場合やより早い効果発現を期待する場合**によい適応となる

⚠ Pitfall

低活動型せん妄やアカシジアとの鑑別が必要

気持ちのつらさは低活動型せん妄やアカシジアとの鑑別が必要である．アカシジアは静坐不能症と訳され「座ってじっとできずソワソワと動き回る」ことが特徴で，不安や焦燥感を伴い時に自殺にもつながる強い苦痛である．抗うつ薬もアカシジアの原因となるが，アカシジアを気持ちのつらさの増悪と判断して抗うつ薬を増量すると，アカシジアを余計に悪化させてしまうため注意が必要である（**第7章-18参照**）

➡ 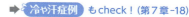 もcheck！（第7章-18）

文献

1）「PEACE緩和ケア研修会参加者ハンドブック-精神症状 気持ちのつらさ」日本緩和医療学会・日本サイコオンコロジー学会，2016

2）Mitchell AJ, et al：Are one or two simple questions sufficient to detect depression in cancer and palliative care? A Bayesian meta-analysis. Br J Cancer 98：1934-1943, 2008

3）Akizuki N, et al：Development of an Impact Thermometer for use in combination with the Distress Thermometer as a brief screening tool for adjustment disorders and/or major depression in cancer patients. Lancet 29：91-99, 2005

4）Cipriani A, et al：Comparative efficacy and acceptability of 12 new-generation antidepressants: a multiple-treatments meta-analysis. Lancet 373：746-758, 2009

5) Smith EM, et al：Effect of duloxetine on pain, function, and quality of life among patients with chemotherapy-induced painful peripheral neuropathy：a randomized clinical trial. JAMA 309：1359-1367, 2013
6)「がん患者の精神症状はこう診る 向精神薬はこう使う」(上村 恵一, 他/編), じほう, 2015

第5章 症状の緩和

B. 身体症状
1. 倦怠感・食欲不振・口腔粘膜炎

Point

- ◆ 倦怠感や食欲不振にはステロイドがKey Drugとなる
- ◆ 粘膜炎やカンジダ症が食欲不振の原因となっている場合があるため、口腔内の視診を怠らない

1 倦怠感・食欲不振・口腔粘膜炎の基本的な対処法

- デキサメタゾン8mg/日×14日間の投与で倦怠感の有意な改善が示されている[1]
  - ▶ 上記試験では不眠・浮腫・感染症の有意な増加は認めなかった
- 食欲不振へもステロイドの効果を実感できることが多い
- 食欲不振には六君子湯、倦怠感には補中益気湯・十全大補湯などの漢方薬も処方される[2]
- 口腔・咽頭・食道粘膜炎が食欲不振の原因となっている場合
  - ▶ 表1の希釈液含嗽・内用液・口腔用軟膏を併用し対応する
- 口腔・咽頭・食道カンジダ症が食欲不振の原因となっている場合
  - ▶ アムホテリシンB（ファンギゾン®シロップ）希釈液含嗽
    ミコナゾール（フロリードゲル）内服などで対応する

表1 口腔・咽頭・食道粘膜炎に対して処方する薬剤

分類名	一般名（商品名）
含嗽液	・半夏瀉心湯（ツムラ半夏瀉心湯エキス顆粒⑭） ・アズレンスルホン酸Na水和物（アズノール®うがい液） ・リドカイン（キシロカイン®ビスカス）
内用液	・アルギン酸Na（アルロイドG内用液）＋ 　ポラプレジンク（プロマック®D錠）の混合液
口腔用軟膏	・トリアムシノロンアセトニド（ケナログ®） ・デキサメタゾン（デキサルチン®・アフタゾロン®）

2 処方例

A) 倦怠感・食欲不振・PS低下に対して

◆ステロイド（a.）を基本処方とし，漢方（b.）のいずれかを併用可

a. ステロイド[1)]

〈内服可能時〉

①リンデロン® 錠0.5mg

1回4～8錠，1日1～2回（朝食後もしくは朝・昼食後）

〈内服困難時〉

①リンデロン® 注4mg1～2A＋NS100mL

1日1回点滴（朝）

◆ステロイドの注意点

- 半減期の長いベタメタゾン（リンデロン®）あるいはデキサメタゾン（デキサート®）を選択する
- 効果が維持できる最小量へ漸減し維持する
  - ▶ 症状が軽度で緩徐に進行する場合は，1～2mg/日から開始し漸増する漸増法を用いてもよい（第4章-2参照）
- ステロイドによる胃粘膜障害予防および消化管由来の食欲不振への対応のためPPIとの併用が望ましい
- 終末期にはせん妄増悪のリスクとなるため注意する

b. 漢方薬[2)]

〈食欲不振時〉

①ツムラ六君子湯エキス顆粒㊸（2.5g/包）

1回1包，1日3回（毎食前）

食欲亢進ホルモンであるグレリンの分泌を亢進する

〈倦怠感やPS低下時〉

①ツムラ補中益気湯エキス顆粒㊶（2.5g/包）

1回1包，1日3回（毎食前）

上記効果乏しければ②へ変更

②ツムラ十全大補湯エキス顆粒㊽（2.5g/包）
　1回1包，1日3回（毎食前）

B）口腔・咽頭・食道粘膜炎に対して

口腔ケア＋①〜⑤を併用

オピオイドも含めた疼痛コントロールも併用する（**第3章-B-3**参照）

①ツムラ半夏瀉心湯エキス顆粒⑭希釈液
　　50mLの白湯に1包（2.5g/包）を溶解し毎食後に口腔内含嗽＋咽頭・食道炎合併時には内服
　※頭頸部がんのCRT（chemoradiation therapy：化学放射線療法）や消化器がんの化学療法における粘膜炎に対して効果が示されている[2〜4)]

②アズレンスルホン酸Na水和物（アズノール®うがい液）希釈液
　　100mLの白湯に1回押し切り分を溶解し1日数回口腔内含嗽

③リドカイン（キシロカイン®ビスカス）希釈液
　　各施設薬局の調剤メニューにより希釈したキシロカインビスカス®含嗽液を1日数回口腔内含嗽

④アルギン酸Na（アルロイドG内用液）＋ポラプレジンク（プロマック®D錠）の混合液
　　蒸留水に溶解したプロマック®D錠75mg 1錠をアルロイドG®30mLと混合し空腹時に1日2〜3回内服
　※プロマック®Dは亜鉛を含有しており味覚障害への効果も期待される

⑤口腔用ステロイド軟膏（ケナログ®・デキサルチン®・アフタゾロン®など）
　　1日数回塗布

C）口腔・食道カンジダ症に対して

口腔ケア＋①・②のいずれかを選択

①ファンギゾン®シロップ
　　5mLを蒸留水495mLで希釈（計500mL）

1回50mL，1日4回，口腔内含嗽＋内服（毎食後＋眠前）
②フロリードゲル経口用
　　　1回5g，1日4回，口腔内に含んだ後内服（毎食後＋眠前）

> **! Pitfall**
>
> **倦怠感の原因として電解質異常や甲状腺機能低下などが隠れている場合がある**
>
> がんの進行や抗がん剤の副作用による倦怠感だと判断していたら，術後や分子標的薬の毒性としての**甲状腺機能低下**や，**高Ca血症・低Na血症・シスプラチンやセツキシマブ投与による低Mg血症**などの電解質異常が隠れている場合もある．また筆者は，患者が自己にて購入した甘草を含有する複数の漢方薬を乱用し，**偽性アルドステロン症（低K血症）**による倦怠感と脱力をきたしたケースを経験した．このように，がんの患者を診察していると「がん以外の病態」を見逃しやすいため注意する．また便秘・嘔気・疼痛・発熱など他の症状によって二次的に食欲不振をきたしている場合もあり，これらの諸症状へアプローチすることも重要である

症例から学ぶ症状緩和

ステロイドの投与により念願であった娘の結婚式に出席可能となった症例

60歳男性．大腸がんに対する標準治療を終了し今後は緩和ケアへ集中していく方針であった．何とか一人娘の結婚式への出席をと望んでいたが，結婚式2週間前より急速に倦怠感が増強し，PS＝3へと低下したため外来受診された．

◆ この症例への対応
- リンデロン®錠0.5mg，1回8錠，1日2回（朝・昼食後）にてステロイド内服を開始した

◆ 症状緩和のポイント
- 急速な倦怠感の増強やPS低下を認めたが，これまでステロイドの投与はなく倦怠感やPS改善効果が期待されたため，リンデロン®の処方を開始した

◆ 症例の経過

- 倦怠感や食欲が改善しPS＝2へと上昇した．念願であった娘の結婚式へは車椅子で参加し，バージンロードでは娘と一緒に歩行も可能であった

文献

1) Yennurajalingam S, et al：Reduction of cancer-related fatigue with dexamethasone：a double-blind, randomized, placebo-controlled trial in patients with advanced cancer. J Clin Oncol, 31：3076-3082, 2013
2)「EBMによるがん領域の漢方の使い方」（前原喜彦/監），ライフ・サイエンス，2012
3) Matsuda C, et al：Double-blind, placebo-controlled, randomized phase II study of TJ-14 (Hangeshashinto) for infusional fluorinated-pyrimidine-based colorectal cancer chemotherapy-induced oral mucositis. Cancer Chemother Pharmacol, 76：97-103, 2015
4) Yamashita T, et al：A traditional Japanese medicine--Hangeshashinto (TJ-14)--alleviates chemoradiation-induced mucositis and improves rates of treatment completion. Support Care Cancer, 23：29-35, 2015

第5章 症状の緩和

B. 身体症状

2. 嘔気・嘔吐（抗がん剤による嘔気・嘔吐を含む）

Point

- ◆ 嘔気・嘔吐の原因を鑑別し，原因別の予防と対症療法を行う
- ◆ 抗がん剤による嘔気・嘔吐の場合は「制吐薬適正使用ガイドライン」[1] を参照し予防・対症療法を行う
- ◆ 原因がはっきりしない，もしくは原因治療が奏効しない場合，オランザピンなどによる対症療法を行う

1 がん患者の嘔気・嘔吐の原因

- **薬剤性**：オピオイド・抗がん剤・抗うつ薬など
- **電解質**：高 Ca 血症・SIADH による低 Na 血症・シスプラチンやセツキシマブ投与による低 Mg 血症など
- **消化管**：局所の腫瘍増大や出血・イレウス・食道炎・胃腸炎・腹膜播種・腹水・便秘など
- **脳圧亢進**：脳転移・がん性髄膜炎
- **その他**：感染・がん性疼痛・血糖異常・肝腎不全・不安など
- 本書で取り上げた嘔気・嘔吐の原因別対応方法については表1に示す

表1 本書で取り上げた嘔気・嘔吐の原因別対応方法

原因		予防・対症療法
薬剤性	オピオイド	第3章-A-2参照
	抗がん剤	本項 2 参照
電解質	高 Ca 血症	第5章-B-14参照
消化管	便秘	第5章-B-3参照
	イレウス	第5章-B-4参照
	腹水	第5章-B-10参照
脳圧亢進	脳転移・がん性髄膜炎	第5章-B-11参照

2 抗がん剤による嘔気・嘔吐への対応

- 主な抗がん剤とその催吐性については表2に示す

A) 急性（投与当日）および遅発性（投与2～5日）嘔吐への対応

①高度催吐性抗がん剤使用時の嘔吐予防

> **a～cを併用**
>
> ＜a：5-HT$_3$受容体拮抗薬＞
> パロノセトロン塩酸塩（アロキシ®静注）
> 　Day1：0.75mg 点滴静注
>
> ＜b：NK1受容体拮抗薬＞
> アプレピタントカプセル（イメンド®カプセル）
> 　Day1：125mg，Day2～3：80mg 内服
> または
> ホスアプレピタントメグルミン（プロイメンド®点滴静注用）
> 　Day1：150mg 点滴静注
>
> ＜c：副腎皮質ホルモン製剤＞
> デキサメタゾン（デキサート®注）
> 　Day1：9.9mg，Day2～5：8mg 点滴静注

- NK1受容体拮抗薬[2]および5-HT$_3$受容体拮抗薬であるパロノセトロン塩酸塩[3]（アロキシ®静注）は急性嘔吐だけではなく遅発性嘔吐への有効性も示されている
- 補助的にロラゼパム（ワイパックス®錠）やH$_2$受容体拮抗薬・PPIなどを投与する
- Day1～4にオランザピン（ジプレキサ®錠）をa～cに上乗せすることで，嘔気・嘔吐が有意に改善することが示され，今後の標準治療となる可能性がある[4]

表2 主な抗がん剤・治療法とその催吐性

分類	薬剤名・治療法	
高度催吐性抗がん剤	CDDP	cisplatin：シスプラチン
	高用量CPA	cyclophosphamide：シクロホスファミド
	DTIC	dacarbazine：ダカルバジン
	AC療法	adriamycin + cyclophosphamide：アドリアマイシン＋シクロホスファミド
	EC療法	epirubicin + cyclophosphamide：エピルビシン＋シクロホスファミド
中等度催吐性抗がん剤	CBDCA	carboplatin：カルボプラチン
	L-OHP	oxaliplatin：オキサリプラチン
	NDP	nedaplatin：ネダプラチン
	CPT-11	irinotecan：イリノテカン
	低用量CPA	cyclophosphamide：シクロホスファミド
	高用量MTX	methotrexate：メトトレキサート
	高用量Ara-C	cytarabine：シタラビン
	AMR	amrubicin：アムルビシン
	IFM	ifosfamide：イホスファミド
	ADM	adriamycin：アドリアマイシン
	DNR	daunorubicin：ダウノルビシン
	ACT-D	actinomycin-D：アクチノマイシンD
	EPI	epirubicin：エピルビシン
	IDAR	idarubicin：イダルビシン
	TMZ	temozolomide：テモゾロマイド
軽度催吐性抗がん剤	低用量MTX	methotrexate：メトトレキサート
	低用量Ara-C	cytarabine：シタラビン
	DOC	docetaxel：ドセタキセル
	GEM	gemcitabine：ゲムシタビン
	PEM	pemetrexed：ペメトレキセド
	PTX	paclitaxel：パクリタキセル
	ETP	etoposide：エトポシド
	5-FU	fluorouracil：フルオロウラシル
	MMC	mitomycinC：マイトマイシンC
	MIT	mitoxantrone：ミトキサントロン
最小度催吐性抗がん剤	VNR	vinorelbine：ビノレルビン
	BLM	bleomycin：ブレオマイシン
	VCR	vincristine：ビンクリスチン
	多くの分子標的薬	

②中等度催吐性抗がん剤使用時の嘔吐予防

a・bを併用
<a：5-HT$_3$受容体拮抗薬>
パロノセトロン塩酸塩（アロキシ®静注）
　Day1：0.75mg点滴静注
<b：副腎皮質ホルモン製剤>
デキサメタゾン（デキサート®注）
　Day1：9.9mg，Day2〜4：8mg点滴静注

- ただしCBDCA・IFM・CFT-11・MTXを用いる場合は高度催吐性抗がん剤と同様にNK1受容体拮抗薬の併用を考慮する（この場合のデキサメタゾンは上記の50％量とする）
- 補助的にロラゼパム（ワイパックス®錠）やH$_2$受容体拮抗薬・PPIなどを投与する

③軽度催吐性抗がん剤使用時の嘔吐予防

デキサメタゾン（デキサート®注）
　Day1：6.6mg点滴静注

- 状況に応じてプロクロルペラジン（ノバミン®錠）・メトクロプラミド（プリンペラン®錠）を併用する

④最小度催吐性抗がん剤では予防的な制吐療法は推奨されていない

B）予期性嘔吐の予防
- 心理的要因により抗がん剤投与前から認める嘔吐を「予期性嘔吐」と呼ぶ

抗不安薬の①・②のいずれかを選択
①ロラゼパム（ワイパックス®錠0.5mg）
　1回1〜2錠（抗がん剤治療前夜＋当日朝に内服）

②アルプラゾラム（コンスタン® 0.4mg 錠・ソラナックス® 0.4mg 錠）
1回1錠，1日3回（抗がん剤治療前夜から内服開始）

C) 予防対応をしていても突出的な嘔気・嘔吐が出現する時

- 「制吐薬適正使用ガイドライン」[1] では
  - ▶ 複数の作用機序の異なる制吐薬の定期投与
  - ▶ 予防に用いたものと異なる 5-HT$_3$ 受容体拮抗薬の投与が勧められている（**3 症例**参照）
- 高度催吐性抗がん剤投与後の突出的な嘔気・嘔吐に対してオランザピン（ジプレキサ® 錠）はメトクロプラミド（プリンペラン® 錠）と比較して有意に嘔気・嘔吐を改善することが示されている[5]

3 嘔気・嘔吐に対する対症療法の処方例

- A) ～ D) を併用可

A) 主に消化管運動を促進することで制吐作用を示すもの

①～④のいずれかを選択
① メトクロプラミド（プリンペラン® 錠 5mg）
　1回1錠内服，嘔気時もしくは1日3回（毎食前）
② メトクロプラミド（プリンペラン® 注射液 10mg）
　1A，嘔気時点滴もしくは持続点内に混注
③ ドンペリドン（ナウゼリン® 錠 10mg）
　1回1錠内服，嘔気時もしくは1日3回（毎食前）
④ ドンペリドン（ナウゼリン® 坐剤 60mg）
　1回1個，嘔気時もしくは1日2回

- それぞれ**錐体外路症状の出現に注意**
- 癒着や腫瘍による閉塞性イレウスの場合には蠕動亢進は避けるべきであり使用しない（**第5章-B-4**参照）

B) 主にドパミン受容体を遮断することで制吐作用を示すもの

①・②のいずれかを選択
① プロクロルペラジン（ノバミン®錠5mg）
1回1錠内服，嘔気時もしくは1日3回（毎食前）
② ハロペリドール（セレネース®注5mg）
0.5A，嘔気時点滴

- それぞれ**錐体外路症状の出現に注意**

C) 主にヒスタミン受容体を遮断することで制吐作用を示すもの

①・②のいずれかを選択
① ジフェンヒドラミン・ジプロフィリン配合剤（トラベルミン®配合錠）
1回1錠内服，嘔気時もしくは1日3回（毎食前）
② ヒドロキシジン塩酸塩〔アタラックス®-P注射液（25mg）〕
1A，嘔気時点滴

D) ドパミン・ヒスタミンなど複数の受容体を遮断することで制吐作用を示すもの

① オランザピン（ジプレキサ®錠2.5mg）
1回1錠内服，1日1回（眠前）

- ジプレキサ®錠は原因によらず嘔気・嘔吐への効果が高く切り札的存在であるが**糖尿病がある場合は禁忌！**

> ⚠️ **Pitfall**
>
> **抗がん剤・オピオイド以外の薬剤性嘔吐や制吐薬による錐体外路症状に注意**
>
> ・薬剤性の嘔気・嘔吐の原因としては抗がん剤やオピオイドの他にも，緩和領域では**デュロキセチン塩酸塩**（サインバルタ®カプセル）や**ルビプロストン**（アミティーザ®カプセル：第5章-B-3参照）などもあげられる．

- また，制吐薬として用いるメトクロプラミド（プリンペラン®錠）・プロクロルペラジン（ノバミン®錠）・ハロペリドール（セレネース®錠/注）などによりアカシジアやパーキンソニズムなどの錐体外路症状をきたす場合がある．苦痛緩和のための薬剤で新たな苦痛を生じさせないよう注意する

症例から学ぶ症状緩和

高度催吐性抗がん剤投与後の嘔吐遷延のため救急受診され，制吐薬カクテルの点滴とオランザピン処方にて改善した症例

65歳男性．悪性胸膜中皮腫に対してシスプラチン＋ペメトレキセドを施行中．シスプラチンは高度催吐性抗がん剤であり，アロキシ®静注＋イメンド®カプセル＋デキサート®注を予防投与し，外来でプリンペラン®錠の定期投与およびナゼア®OD錠を頓服処方していたが，嘔気・嘔吐が遷延したため投与7日目に救急外来を受診された．

◆ この症例への対応
- 抗がん剤以外の原因による嘔吐を除外したうえで

①ソルデム®3A輸液 500mL
　＋グラニセトロン注3mg 1A
　＋デキサート®注6.6mg 1A
　＋プリンペラン®注10mg 1A
　＋ファモチジン（ガスター®注）20mg 1A
　＋ハロペリドール（セレネース®注）5mg 0.5A
を90分で点滴投与した

②既往歴に糖尿病がないことを確認して
オランザピン（ジプレキサ®錠）2.5mg，1回1錠内服，1日1回（眠前）の処方を追加し帰宅させた

◆ 症状緩和のポイント
- 「制吐薬適正使用ガイドライン」[1]における「予防に用いたものと異なる5-HT$_3$受容体拮抗薬の投与」に従い，グラニセトロン注を含む複数の作用機序の制吐薬を点滴し，「複数の作用機序の異なる制吐剤の定期投与」に従い，プリンペラン®錠に加えてジプレキサ®錠を外来定期処方へ追加した

- 今後ジプレキサ®錠は抗がん剤投与時から予防的に投与することが標準治療となる可能性がある[4]

◆症例の経過

- ジプレキサ®錠の追加により日中も若干の眠気を認めたが，嘔気・嘔吐はコントロールされ次回外来まで再診なく経過した

文献

1) 「制吐薬適正使用ガイドライン（第2版）」（日本癌治療学会/編），金原出版，2015
2) Schmoll HJ, et al：Comparison of an aprepitant regimen with a multiple-day ondansetron regimen, both with dexamethasone, for antiemetic efficacy in high-dose cisplatin treatment. Ann Oncol, 17：1000-1006, 2006
3) Saito M, et al：Palonosetron plus dexamethasone versus granisetron plus dexamethasone for prevention of nausea and vomiting during chemotherapy: a double-blind, double-dummy, randomised, comparative phase III trial. Lancet Oncol, 10：115-124, 2009
4) Navari RM, et al：Olanzapine for the Prevention of Chemotherapy-Induced Nausea and Vomiting. N Engl J Med, 375：134-142, 2016
5) Navari RM, et al：The use of olanzapine versus metoclopramide for the treatment of breakthrough chemotherapy-induced nausea and vomiting in patients receiving highly emetogenic chemotherapy. Support Care Cancer, 21：1655-1663, 2013

第5章 症状の緩和

B. 身体症状

3. 便秘・下痢（抗がん剤による下痢を含む）

Point

- ◆ 便秘：便秘のタイプにより薬剤を選択する（表1）
- ◆ 下痢：下痢のタイプにより薬剤を選択する（表2, 3）

1 便秘の処方例

A) 硬便による便秘

①・②を併用可

〈浸透圧性下剤〉
① 酸化マグネシウム錠 330mg
　1回1〜2錠内服，1日3回（毎食後）

〈クロライドチャネルアクチベーター〉
② ルビプロストン（アミティーザ® カプセル）
　1回1カプセル内服，1日2回（朝・夕食後）

B) 腸管蠕動低下による便秘

①〜④のいずれかを使用

〈大腸刺激性下剤〉
① センノシド（プルゼニド® 錠 12mg）
　1回1〜4錠内服，1日1回（眠前）
② ピコスルファートNa（ラキソベロン® 内用液）
　1回15滴/100mLの水（2滴ずつ増減し調整），1日1回（眠前）
③ ビサコジル（テレミンソフト® 坐薬 10mg）
　1回1個（便秘時）
④ 炭酸水素ナトリウム・無水リン酸二水素ナトリウム配合坐剤
　（新レシカルボン® 坐剤）
　1回1個（便秘時）

C) 硬便のため肛門からの排出困難

①グリセリン浣腸液（ケンエーG浣腸液 50% 60mL）
1回1個（便秘時）

表1 便秘のタイプ別適応薬剤

便秘のタイプ	薬剤の分類	一般名	商品名
硬便	浸透圧性下剤	酸化マグネシウム	酸化マグネシウム
	クロライドチャネルアクチベーター	ルビプロストン	アミティーザ®カプセル
腸管蠕動低下	大腸刺激性下剤	センノシド	プルゼニド®錠
		ピコスルファートNa	ラキソベロン®内用液
		ビサコジル	テレミンソフト®坐薬
		炭酸水素ナトリウム・無水リン酸二水素ナトリウム配合坐剤	新レシカルボン®坐剤
硬便のため肛門からの排出困難	浣腸・摘便	グリセリン浣腸液	ケンエーG浣腸液

表2 下痢のグレード分類

Grade1	Grade2	Grade3	Grade4	Grade5
ベースラインと比べて＜4回/日の排便回数増加	ベースラインと比べて4〜6回/日の排便回数増加	ベースラインと比べて7回以上/日の排便回数増加：便失禁：入院を要する	生命を脅かす：緊急処置を要する	死亡
ベースラインと比べて人工肛門からの排泄量が軽度に増加	ベースラインと比べて人工肛門からの排泄量が中等度増加	ベースラインと比べて人工肛門からの排泄量が高度に増加 身の回りの日常生活動作の制限		

下痢の定義：頻回で水様の排便
文献1より引用

表3 下痢のタイプ別適応薬剤

下痢のタイプ	患者の状況	薬剤の分類	一般名	商品名
A) CPT-11による早発性（コリン作動性）下痢		抗コリン薬	アトロピン硫酸塩	・アトロピン硫酸塩注
			ブチルスコポラミン臭化物	・ブスコパン®注
B) CPT-11による遅発性（粘膜傷害性）下痢		半夏瀉心湯[2]＋下記のC)	半夏瀉心湯	ツムラ半夏瀉心湯エキス顆粒⑭
C) その他の抗がん剤による下痢[2]	Grade 1～2	止瀉薬	ロペラミド塩酸塩	ロペミン®カプセル
	Grade 3～4＋ハイリスクのGrade 1～2	補液＋抗菌薬＋オクトレオチド酢酸塩	オクトレオチド酢酸塩	サンドスタチン®皮下注用
	全てのGradeにおいて	整腸剤	耐性乳酸菌	ビオフェルミン®
		収斂薬	タンニン酸アルブミン	タンナルビン
		吸着剤	天然ケイ酸アルミニウム	アドソルビン®
D) 感染性腸炎による下痢	軽度でウイルス性を疑う場合	整腸剤	耐性乳酸菌	ビオフェルミン®など
	中等度以上で細菌感染を疑う場合	抗菌薬	レボフロキサシン	クラビット®錠
			CD陽性であればメトロニダゾール	フラジール®錠

2 下痢の処方例（表3）

A) CPT-11による早発性（コリン作動性）下痢

- CPT-11（イリノテカン：カンプト®・トポテシン®）投与直後にコリン様作用（消化管平滑筋収縮・流涙や鼻汁などの腺分泌亢進症状・縮瞳・徐脈）を伴い出現する下痢

①・②のいずれかを選択

〈アトロピン硫酸塩〉

①アトロピン硫酸塩注 0.5mg
　1A，静注もしくは筋注

〈ブチルスコポラミン臭化物〉

②ブスコパン®注 20mg
　1A，静注もしくは筋注
　※次回CPT-11投与時には①または②の予防投与を考慮

B) CPT-11による遅発性（粘膜傷害性）下痢

- CPT-11投与24時間以降に出現する活性代謝産物SN-38による腸管粘膜の直接障害
- *UGT1A1*6*と*UGT1A1*28*の遺伝子多型において*UGT1A1*6/*6*および*UGT1A1*28/*28*（いずれかのホモ接合体），あるいは*UGT1A1*6/*28*（両者のヘテロ接合体）をもつ場合，SN-38のグルクロン酸抱合による不活性化が起こらず好中球減少や下痢が重篤となる可能性がありCPT-11の減量を考慮する

①・②を併用可

〈半夏瀉心湯〉

①ツムラ半夏瀉心湯エキス顆粒⑭（2.5g/包）
　1回1包，1日3回（毎食前）
　※CPT-11投与3日前から予防投与することで，SN-38の脱抱合を抑制しGrade3～4の下痢の頻度を減少させる[2]

〈その他の薬剤〉

②Gradeに応じて選択（**2**-C）を参照

C) その他の化学療法による下痢

- 下痢を起こしやすい抗がん剤にはCPT-11・エトポシドなどのトポイソメラーゼ阻害薬の他に，5-FU・TS-1・カペシタビン・UFTなどのフッ化ピリミジン系抗がん剤やEGFR阻害薬などがあげられる

- Grade 2以上の下痢が出現した場合は各抗がん剤の**適正使用ガイドに従って,Grade 1となるまでの休薬やその後の減量を行う**
- 化学療法による下痢への対応については米国臨床腫瘍学会(ASCO)のガイドライン[3]が参考になり,下記**a・b**にエッセンスをまとめる

a. Grade 1〜2:止瀉薬

①ロペラミド塩酸塩(ロペミン® カプセル1mg)
　1回2CP,12時間下痢が消失するまで4時間おきに投与
　※日本では添付文書上1回2mg・1日2mgが上限であるが海外では初回投与4mg・追加投与から2mgとなっている
　※24時間以上下痢が持続する場合はロペミン® 2mgを2時間おき+キノロン系抗菌薬開始を検討し,48時間以上下痢が持続する場合はGrade 3〜4の治療へ移行する

b. Grade 3〜4あるいはGrade 1〜2でもリスク※を伴うもの:①〜④の順次併用を検討

　※リスク:PS低下・敗血症・発熱・好中球減少・血便・脱水・Grade2 嘔気/嘔吐

①ロペミン® カプセルは中止
②入院+補液管理
③キノロン系抗菌薬開始:レボフロキサシン(クラビット® 錠 or 点滴静注バッグ)500mg
　内服:1回1錠,1日1回 or 点滴:1回1袋,1日1回
④サンドスタチン® 皮下注用100μg 3A+NS 7mL(計10mL)
　0.4mL/時で持続皮下注射(3A/日)

c. 全てのGradeにおいて:①〜③の併用を検討

〈整腸剤〉
①ビオフェルミン® 配合散
　1回1g,1日3回(毎食後)

〈収斂薬〉

②タンニン酸アルブミン(タンナルビン)

1回1g, 1日3回(毎食後)

〈吸着剤〉

③天然ケイ酸アルミニウム(アドソルビン®原末)

1回1〜2g, 1日3回(毎食後)

D) 感染性腸炎による下痢

- 感染を疑う場合にはロペラミド塩酸塩(ロペミン®カプセル)は使用しない

軽度の場合:ビオフェルミン®などの整腸剤

①ビオフェルミン®配合散

1回1g, 1日3回(毎食後)

中等度以上で細菌感染を疑う場合:①・②のいずれか

①レボフロキサシン(クラビット®錠 or 点滴静注バッグ)500mg

内服:1回1錠, 1日1回 or 点滴:1回1袋, 1日1回
カンピロバクター腸炎の場合はマクロライド系抗菌薬を選択する

②CD陽性であればメトロニダゾール(フラジール®錠250mg)

1回2錠, 1日3回(毎食後)
重症のCD腸炎にはバンコマイシン経口投与を行う

> ⚠️ **Pitfall**
>
> **「下痢と思っていたら便秘だった」に注意**
>
> 宿便の脇を下痢便がすり抜けて見かけ上,下痢に見えているだけのこともあるため触診や画像検査も参考に判断する.このような場合に安易に緩下剤を中止してしまうと宿便イレウスや腸穿孔のリスクとなるため注意する

症例から学ぶ症状緩和

ロペラミド塩酸塩投与によりアファチニブの副作用による下痢がコントロールされた症例

54歳男性.*EGFR* Ex19del陽性Ⅳ期肺がんに対して本日より初回治療としてアファチニブ(ジオトリフ®錠)を開始する.

◆ この症例への対応
- アファチニブ(ジオトリフ®錠)の副作用による下痢出現に備えてロペラミド塩酸塩(ロペミン®カプセル)を事前に処方し,下痢出現時には1回2CPを4時間おきに12時間下痢が消失するまで投与した

◆ 症状緩和のポイント
- アファチニブ(ジオトリフ®錠)内服時には皮膚症状と下痢が必発するため,事前に皮膚症状への予防投薬(**第5章-B-7参照**)および下痢出現時にすぐ内服開始できるようロペラミド塩酸塩(ロペミン®カプセル)の処方を行う

◆ 症例の経過
- 下痢出現時よりすぐにロペラミド塩酸塩(ロペミン®カプセル)を内服させたことで,下痢はGrade 2までにとどまり,アファチニブ(ジオトリフ®錠)もGrade 1となるまで休薬+1段階減量のうえ継続可能であった

文献
1) 有害事象共通用語規準 v4.0 日本語訳JCOG版
   http://www.jcog.jp/doctor/tool/ctcaev4.html

2) Mori K, et al:Preventive effect of Kampo medicine (Hangeshashin-to) against irinotecan-induced diarrhea in advanced non-small-cell lung cancer. Cancer Chemother Pharmacol, 51:403-406, 2003

3) Benson AB 3rd, et al:Recommended guidelines for the treatment of cancer treatment-induced diarrhea. J Clin Oncol, 22:2918-2926, 2004

第5章 症状の緩和

B. 身体症状
4. イレウス

Point

- ◆ イレウスは閉塞性イレウス・絞扼性イレウスなどの機械的イレウス，麻痺性イレウスなどの機能的イレウスに分類される（表1）
- ◆ イレウスの原因により，薬剤を使い分けなければ症状増悪のリスクがあがるため鑑別が重要である

1 絞扼性イレウスの治療

- 外科に緊急手術を依頼
  - ▶ 予後が迫っている場合は症状緩和に徹する

2 閉塞性イレウスの治療

A）絶飲食＋補液

B）NGチューブ（nasogastric tube：経鼻胃管）

- 無効ならイレウスチューブ
- 予後が迫っている場合は挿入せず症状緩和のみも選択肢

表1 イレウスの分類

機序による分類	詳細な分類	血管障害	原因	治療
機械的イレウス（腸管の機械的な閉塞・絞扼）	絞扼性（複雑性）イレウス	あり	癒着・ヘルニア嵌頓・軸捻転・腸重積	1 を参照
	閉塞性（単純性）イレウス	なし	癒着・腫瘍・便塊	2 を参照
機能的イレウス（腸管の麻痺・痙攣などの機能的問題）	麻痺性イレウス	なし	術後の腸管麻痺・腹膜炎・オピオイド	3 を参照
	痙攣性イレウス	なし	胆石や尿路結石の発作・鉛中毒	原因治療

C) 蠕動痛にはブチルスコポラミン臭化物を使用

> ①ブスコパン®注20mg
> 1回1A, 静注もしくは筋注（蠕動痛時）

- 麻痺性イレウスでは蠕動をさらに抑制するため使用しない

D) A・Bで改善しない場合 or 再発のリスクが高い場合

a. 予後が6カ月以上
- 手術による閉塞解除・消化管バイパス術・ストーマ造設など

b. 予後が1〜6カ月
- 消化管ステント・PEG（胃切除後や腹水貯留例ではPTEG）など

c. 予後1カ月以内 or 複数の狭窄部位がある時
- 5 処方例を参照し症状緩和

3 麻痺性イレウスの治療

- A)〜C) を併用する

A) 絶飲食＋補液

B) NGチューブ

- 無効ならイレウスチューブ
- 予後が迫っている場合は挿入せず症状緩和のみも選択肢

C) メトクロプラミドとパンテノール（併用可）を持続点滴内へ混注

> **腸管蠕動促進薬**
> ①メトクロプラミド（プリンペラン®注射液10mg）
> 1A, 1日1〜2回
> ②パンテノール（パントール®注射液500mg）
> 1A, 1日1〜3回

- 閉塞性イレウスでは蠕動亢進は避けるべきであり使用しない

4 術後の麻痺性および癒着性イレウスの予防

①ツムラ大建中湯エキス顆粒⑩[1] (2.5g/包)
1回2包，1日3回（毎食前）

5 イレウスの症状緩和の処方例

①〜③を併用可

①終末期には輸液の減量を忘れない！（重要）
500〜1,000mL/日程度までの維持輸液に[2]
〈ステロイド〉
②リンデロン®注4mg 1〜2A + NS 100mL
1日1回点滴（朝）

- ステロイド投与は胃管非挿入例における**がん性消化管狭窄の再開通率を有意に改善する**[3, 4]
- 半減期の長いベタメタゾン（リンデロン®）あるいはデキサメタゾン（デキサート®）を選択する
- **胃粘膜障害予防のためPPIとの併用が望ましい**
- 終末期にはせん妄増悪のリスクとなるため注意する

〈オクトレオチド酢酸塩〉
③サンドスタチン®皮下注用100μg 3A + NS 7mL（計10mL）
0.4mL/時で持続皮下注射（3A/日）

- オクトレオチド酢酸塩はブチルスコポラミン臭化物と比較してがん性消化管狭窄の**嘔気の強さ・嘔吐回数・持続痛を有意に改善する**[2, 5]．近年のステロイド投与下でのプラセボとの比較試

験においてはオクトレオチド酢酸塩の無嘔吐日数における優越性は示されていないが，嘔吐回数については有意に減少することが示されている[6]．

> ⚠️ *Pitfall*
>
> **「閉塞性イレウスに腸管蠕動促進薬」「麻痺性イレウスにブチルスコポラミン臭化物」は症状増悪のリスクあり**
>
> 麻痺性イレウスには腸管蠕動促進のためメトクロプラミド（プリンペラン®注射液）やパンテノール（パントール®注射液）を用いるが，癒着や腫瘍による閉塞性イレウスの場合には閉塞部位の蠕動亢進・内圧上昇により症状悪化や穿孔のリスクがあるため使用は避けるべきである．逆に閉塞性イレウスの蠕動痛にはブチルスコポラミン臭化物（ブスコパン®注）を用いるが，麻痺性イレウスの場合は蠕動をさらに抑制するため使用できない

症例から学ぶ症状緩和

ベタメタゾンおよびオクトレオチド酢酸塩の投与が有効であった膵がんによる閉塞性イレウス症例

64歳男性．膵がんに対する標準治療が終了し，外来にて今後の療養先の選定中であった患者．膵がん増大による十二指腸閉塞性イレウスによる腹痛と嘔吐が強く入院となった．

◆ この症例への対応
- 絶飲食・NGチューブ挿入のうえ，ベタメタゾン（リンデロン®注）点滴4mg/日とオクトレオチド酢酸塩（サンドスタチン®皮下注用）持続皮下注300μg/日を開始，補液は500mL/日にとどめた

◆ 症状緩和のポイント
- 腸管浮腫の軽減を狙いベタメタゾン（リンデロン®注）点滴，消化液の減少のため補液は500mL程度にとどめ，オクトレオチド酢酸塩（サンドスタチン®皮下注用）持続皮下注を開始した

◆ 症例の経過
- 徐々に腹痛と嘔吐は軽減され入院5日目にはほぼ消失，NG

チューブを抜去し少量の飲食が可能となった．このためオクトレオチド酢酸塩（サンドスタチン® 皮下注用）は中止，ベタメタゾンはリンデロン® 錠2mg内服へ切り替えて，ホスピス入院までの短期間ではあったがもう一度自宅へ帰ることが可能となった

文献

1) Itoh T, et al : The effect of the herbal medicine dai-kenchu-to on post-operative ileus. J Int Med Res, 30 : 428-432, 2002
2)「終末期がん患者の輸液療法に関するガイドライン2013年版」（日本緩和医療学会/編），p76〜79, 金原出版, 2013
3)「がん患者の消化器症状の緩和に関するガイドライン2011年版」（日本緩和医療学会/編），p45〜51, 金原出版, 2011
4) Laval G, et al : The use of steroids in the management of inoperable intestinal obstruction in terminal cancer patients: do they remove the obstruction? Palliat Med, 14 : 3-10, 2000
5) Mercadante S, et al : Comparison of octreotide and hyoscine butylbromide in controlling gastrointestinal symptoms due to malignant inoperable bowel obstruction. Support Care Cancer, 8 : 188-191, 2000
6) Currow DC, et al : Double-blind, placebo-controlled, randomized trial of octreotide in malignant bowel obstruction. J Pain Symptom Manage, 49 : 814-821, 2015

第5章 症状の緩和

B. 身体症状
5. 骨転移

Point
- ◆ 局所の症状が強い場合は放射線治療＋WHO3段階除痛ラダーで対応する
- ◆ 骨転移合併症のリスク軽減のためRANKL阻害薬デノスマブ or ゾレドロン酸水和物を用いる

1 骨転移を認めた場合の対応

A) 脊髄圧迫症状あり
- Oncogenic Emergency として対応（第5章-B-13参照）

B) 麻痺や病的骨折のリスクあり
- 現在リスクあり
  - ▶ 骨転移局所への放射線治療
- 将来リスクあり
  - ▶ 原疾患への抗がん剤治療と①・②のいずれかを併用
    ① RANKL阻害薬デノスマブ（ランマーク®皮下注）
    ② ゾレドロン酸水和物（ゾメタ®点滴静注）

C) 疼痛あり

① まずはWHO3段階除痛ラダーで対応（第1章-7参照）
- オピオイドよりも**抗炎症作用のあるNSAIDs**（第2章-2参照）が効果的
- オピオイド導入前にNSAIDs＋アセトアミノフェン（第2章-1参照）も試す
- 疼痛増強があればオピオイドも必要となるが**オピオイド徐放製剤導入後もNSAIDsは中止しない**（第1章-7参照）
- 体動時の疼痛増強にはオピオイド速放製剤による**予防的レス**

キューを検討（第3章−A-8参照）
②神経障害性疼痛があれば鎮痛補助薬を併用（第4章−1参照）
- プレガバリン（リリカ®カプセル）やデュロキセチン塩酸塩（サインバルタ®カプセル）など
- 周囲の炎症が強いと予想される場合や脊髄神経根への圧迫がある場合にはステロイドが有用（第4章−2参照）

③ ①・②に下記の併用を検討
- ①・②の効果が乏しい疼痛
  - 骨転移局所への放射線治療
- 迅速な除痛が必要 or 神経障害性疼痛が強い
  - 神経ブロック（第4章−3参照）
- 多発骨転移による全身の疼痛が強い
  - ストロンチウム-89（メタストロン®注）
  - ストロンチウム-89は骨転移部位に集積しβ線を照射するが、6〜8週後に骨髄抑制が生じるため予後や全身状態により適応を検討

2 麻痺や病的骨折のリスク軽減のための処方例

①・②のいずれかを選択
①デノスマブ（ランマーク®皮下注 120mg）
　1回1A，皮下注，4週に1回
　＋沈降炭酸カルシウム・コレカルシフェロール（天然型ビタミンD）・炭酸マグネシウム配合剤（デノタス®チュアブル配合錠）
　内服，1回2錠，1日1回　※重篤な低Ca血症予防のため併用
②ゾレドロン酸水和物（ゾメタ®点滴静注 4mg/100mL）
　1回1V，点滴静注，3週に1回　※腎機能による用量調節要

- ①・②とも合併症として**顎骨壊死**を生じ得る．観血的歯科治療などによりそのリスクが高まるため、**これらの薬剤を使用する際には必ず事前に歯科へコンサルトし**、必要であれば歯科治療を済ませておく

> ⚠️ **Pitfall**
>
> **体動時痛がメインの骨転移へのオピオイド増量は安易に行わない**
>
> 骨転移痛は体性痛であり元々オピオイドの効果は内臓痛と比較して期待しにくい．また，骨転移痛では持続痛は比較的安定していることも多く，患者は体動時の突出痛に対してレスキューや予防的レスキューを多用している．このような場合，レスキュー回数が多くても安易に増量すれば眠気など副作用のみが増強するため，レスキュー対応を継続し場合によってはレスキューの1回量を増量する（第3章-A-6, 8, 第7章-7参照）

➡ **冷や汗症例** も check！（第7章-7）

文献

1)「がん疼痛の薬物療法に関するガイドライン2014年版」（日本緩和医療学会/編），pp234-238，金原出版，2014

B. 身体症状
6. 悪性腸腰筋症候群

Point

〈悪性腸腰筋症候群を疑うポイント〉
- ◆ 疼痛部位にCT上，腫瘍の腸腰筋への圧迫や浸潤が疑われる
- ◆「足を伸ばすと痛い」ため患側の股関節屈曲位をとる
- ◆ L1～4領域の神経障害性疼痛を伴う

1 悪性腸腰筋症候群による疼痛と診断したら[1]

① 抗がん剤治療や放射線治療の適応を検討

② 疼痛にはまずはWHO3段階除痛ラダーで対応（第1章-7参照）

※体動時の疼痛増強にはオピオイド速放製剤による予防的レスキューを検討（第3章-A-8参照）

③ プレガバリン（リリカ®カプセル）やデュロキセチン塩酸塩（サインバルタ®カプセル）など鎮痛補助薬を併用（第4章-1参照）

※周囲の炎症が強いと予想される場合にはステロイドを併用（第4章-2参照）

④ ①～③が無効な場合はジアゼパム（セルシン®錠）などの筋弛緩薬を併用

※無効であれば神経ブロックを検討

2 処方例

筋弛緩薬
① ジアゼパム（セルシン®錠）内服
　1回2～5mg，1日3回（起床時・14時・眠前）

- ジアゼパム（セルシン®錠）無効時にはバクロフェン（ギャバロン®錠・リオレサール®錠）やダントロレンナトリウム水和物（ダントリウム®カプセル）なども考慮される[1]

> ⚠️ **Pitfall**
>
> **意識しないと見逃す悪性腸腰筋症候群**
>
> 悪性腸腰筋症候群の症状は特徴的であり意識さえすれば診断は比較的容易である．腹腔・骨盤内原発のがん患者に比較的見受けられる病態であるが，実際には見逃されている場合が多いため注意する

症例から学ぶ症状緩和

筋弛緩薬の投与が有効であった悪性腸腰筋症候群の症例

42歳女性．原発不明がんの患者でカルボプラチン＋パクリタキセルにより加療されてきたが，左腰背部痛・左股関節伸展時痛・鼠径部〜大腿前面にかけての神経障害性疼痛が出現し徐々に増悪傾向となった．CT上腫瘍の腸腰筋浸潤を認め，特徴的な症状から悪性腸腰筋症候群と診断した．同部位への放射線治療を開始するとともに，オピオイドとしてオキシコドン（オキシコンチン®錠40mg/日・オキノーム®散5mg/回），NSAIDsとしてロキソプロフェンNa（ロキソニン®錠180mg/日），アセトアミノフェンとしてカロナール®錠2,400mg/日，鎮痛補助薬としてベタメタゾン（リンデロン®錠4mg/日）・プレガバリン（リリカ®カプセル150mg/日）を使用していたが，NRS=4の持続痛とNRS=7の股関節伸展時痛が残存した．

◆この症例への対応

- ジアゼパム（セルシン®錠）内服，1回2mg，1日3回（起床時・14時・眠前）を併用した

◆症状緩和のポイント

- 非オピオイド・オピオイド・鎮痛補助薬の併用にてもコントロールできない疼痛があり，原因として悪性腸腰筋症候群が考えられたため筋弛緩薬ジアゼパム（セルシン®錠）内服を追加した

◆症例の経過

- やや眠気が強くなったが持続痛・股関節伸展時痛ともNRS=3へ改善した．さらなる疼痛軽減のため神経ブロックを検討してい

たが，放射線治療による腫瘍縮小とともにNRS＝1～2へと疼痛改善し杖歩行が可能となった

文献

1)「がん疼痛の薬物療法に関するガイドライン2014年版」(日本緩和医療学会/編)，pp253-257，金原出版，2014

第5章 症状の緩和
B. 身体症状

7. 皮膚障害（抗がん剤による皮膚毒性を含む）

Point

- ◆ 手足症候群が高頻度に出現する抗がん剤を表1に示す
- ◆ ざ瘡様皮疹・爪囲炎などの皮膚症状が必発する抗がん剤を表2に示す
- ◆ 表1・表2の抗がん剤使用時には皮膚障害予防のための処方や皮膚科との連携，適切な抗がん剤の休薬・減量が必要となる
- ◆ 皮膚腫瘍の皮膚ケアや悪臭に対してはメトロニダゾール（ロゼックス®ゲル）やモーズペーストの塗布を行う．

表1 手足症候群が高頻度に出現する抗がん剤の例

一般名	商品名
カペシタビン	ゼローダ®錠
ソラフェニブ	ネクサバール®錠
レンバチニブ	レンビマ®カプセル
スニチニブ	スーテント®カプセル
パゾパニブ	ヴォトリエント®錠
レゴラフェニブ	スチバーガ®錠
リポソーマルドキソルビシン	ドキシル®注

表2 ざ瘡様皮疹・爪囲炎が必発する抗がん剤の例

分類名	一般名	商品名
EGFRチロシンキナーゼ阻害薬	ゲフィチニブ エルロチニブ アファチニブ オシメルチニブ	イレッサ®錠 タルセバ®錠 ジオトリフ®錠 タグリッソ®錠
抗EGFR抗体薬	セツキシマブ パニツムマブ	アービタックス®注 ベクティビックス®注

1 抗がん剤の毒性による手足症候群に対する処方例

a. 予防

①ヘパリン類似物質（ヒルドイド®ローション）
　治療開始時から1日2回 塗布
　※手足への刺激・圧迫・直射日光を避けることも予防として重要

b. 治療

ストロング以上のステロイド軟膏
①クロベタゾールプロピオン酸エステル（デルモベート®軟膏）
　1日2回 塗布

c. 抗がん剤休薬

- 皮膚障害のGradeにより休薬方法を変える
  ① Grade 2（疼痛あり・日常生活に制限）
    ▶ Grade 1（疼痛なし）まで改善すれば同量で再開
  ② Grade 3（強い疼痛あり・日常生活遂行不可）
    ▶ Grade 1（疼痛なし）まで改善すれば1段階減量で再開
- 上記は概略および一般的な基準であり詳細については各薬剤の適正使用ガイドおよびCTCAE（common terminology criteria for adverse events：有害事象共通用語規準）[1]を参照

2 抗がん剤の毒性によるざ瘡様皮疹・爪囲炎に対する処方例

a. 予防

①ヘパリン類似物質（ヒルドイド®ローション）
　治療開始から1日2回 塗布

b. 治療

◆ステロイド・ミノサイクリン塩酸塩を併用

ステロイド

顔：ミディアムのステロイド軟膏

①クロベタゾン酪酸エステル（キンダベート®軟膏）

1日2回 塗布

体幹・爪囲炎：ストロング以上のステロイド軟膏

②クロベタゾールプロピオン酸エステル（デルモベート®軟膏）

1日2回 塗布

※肉芽形成の強い爪囲炎にはテーピング・凍結療法・部分抜爪などの適応を皮膚科にコンサルト

ミノサイクリン塩酸塩

①ミノマイシン®錠100mg

1回1錠，1日2回（朝・夕食後）

※発症リスクの高い薬剤の場合は治療開始時から予防投与を行う

c. 抗がん剤休薬

- 皮膚障害のGradeにより休薬方法を変える

①Grade 2

〈ざ瘡様皮疹〉

▶ 体表面積の10～30％・身の回り以外の生活動作の制限

〈爪囲炎〉

▶ 局所的処置や内服治療を要する・身の回り以外の生活動作の制限

- ざ瘡様皮疹・爪囲炎とも認容可能であればGrade 3となるまでは治療を行いながら抗がん剤は同量で継続する

②Grade 3

〈ざ瘡様皮疹〉

▶ 体表面積の＞30％・身の回りの生活動作の制限
▶ Grade 1（体表面積の＜10％）まで改善すれば1段階減量で再開

〈爪囲炎〉
- 外科的処置を要する・身の回りの生活動作の制限
- Grade 1（浮腫・紅斑・角質剥離）まで改善すれば1段階減量で再開

● 上記は概略および一般的な基準であり詳細については各薬剤の適正使用ガイドおよびCTCAE[1]を参照

> ⚠ **Pitfall**
> **皮疹による薬剤からのドロップアウトをさせない**
> 本稿で述べた分子標的薬の多くは，皮膚障害が高頻度で出現する一方で患者に劇的な効果をもたらす．このため皮疹予防やコントロール困難時に備えた早期からの皮膚科との連携，そして適切な休薬・減量によって患者に長期にわたり内服を継続させることが重要である

3 皮膚腫瘍の皮膚ケアや悪臭に対する処方例

潰瘍性病変の殺菌や悪臭に対する処方
①メトロニダゾール（ロゼックス®ゲル）
- 潰瘍面を清拭のうえ，1日1～2回塗布しガーゼ保護

隆起性病変の出血・浸出液・悪臭に対する処方
②モーズペースト（塩化亜鉛・亜鉛華デンプン・グリセリン・精製水から院内製剤）
- 周囲皮膚をワセリンで保護したうえ，腫瘍隆起面に塗布
- ペーストが腫瘍表面に固着したら余分なペーストを除去しガーゼ保護
- 出血や浸出液の程度により再処置を検討

※モーズペーストは正常組織も変性させ疼痛を引き起こすため潰瘍面には用いてはならず，また患者の周囲皮膚や処置者の手の保護が重要である

症例から学ぶ症状緩和

予防投与と皮膚科との連携でエルロチニブによる皮疹と爪囲炎がコントロール可能であった症例

54歳女性．EGFR Ex19del陽性IV期肺腺がんの患者．一次治療としてエルロチニブ（タルセバ®錠）を内服することとなった．ヘパリン類似物質（ヒルドイド®ローション）を予防的に塗布していたが，顔面のざ瘡様皮疹と爪囲炎が出現した．

◆ この症例への対応

- 顔面のざ瘡様皮疹にはクロベタゾン酪酸エステル（キンダベート®軟膏），爪囲炎にはクロベタゾールプロピオン酸エステル（デルモベート®軟膏）を処方し，ミノサイクリン塩酸塩（ミノマイシン®錠）200mg/日の内服も開始した
- また，症状増悪に備えて皮膚科にもコンサルトを行った

◆ 症状緩和のポイント

- EGFRチロシンキナーゼ阻害薬であるエルロチニブ（タルセバ®錠）の投与により皮疹が必発するため，本稿の処方例に従い予防投与を含めた対応を行うとともに，皮膚科への早期コンサルトを行った

◆ 症例の経過

- 顔面のざ瘡様皮疹は軽減したものの，爪囲炎の肉芽形成が増悪傾向となったが，皮膚科にて適宜テーピングや部分抜爪などを行うことでエルロチニブ（タルセバ®錠）の長期内服が可能となった

文献

1) 「有害事象共通用語規準 v4.0 日本語訳 JCOG版」
   www.jcog.jp/doctor/tool/CTCAEv4J_20130409.pdf
2) 「改訂版がん化学療法副作用対策ハンドブック」（岡元るみ子，他/編），p122-132，羊土社，2015
3) 「消化器がん化学療法副作用マネジメント」（小松嘉人/編），pp337-345，メジカルビュー社，2014
4) 「手足症候群アトラス 第3版」（田口哲也，他/監），中外製薬，2009

B. 身体症状
8. がん性胸水

Point

◆ 大量のがん性胸水を認めた場合①・②をチェック

①胸水コントロールによるPSの維持が可能？（現在のPS・胸水以外の症状が比較的安定）

②予後が1カ月以上？

- ①・②ともあてはまる時⇒**1** 胸腔ドレーン挿入＋タルクによる胸膜癒着術
- 1つでもあてはまらない時⇒**2** 胸水単回穿刺＋輸液の減量＋利尿薬＋苦痛緩和

1 胸腔ドレーン挿入＋タルクによる胸膜癒着術

A) a～hを順次施行⇒効果不良であれば **2** へ移行

a. 胸腔ドレーンチューブ挿入

b. 10時よりクランプ開放し17時もしくは1,000mL排液した時点でクランプ
   - 陰圧はかけない

c. 排液が1,000mL/日以下となれば終日クランプ開放
   - 状況により-10～20cmH$_2$Oの陰圧をかける

d. 排液量が150mL/日程度まで減少し，X線にて肺拡張が確認できれば胸膜癒着術（e～h）を行う
   - 合併症として疼痛・発熱・感染・ARDSなどに留意する

e. クランプのうえ1％キシロカイン®20mL，ユニタルク®4g＋NS 50mL（添付文書に従い溶解），フラッシュ用のNS 50mLを順次胸腔内へ注入

f. 仰臥位・腹臥位・右側臥位・左側臥位の体位変換を15分×2回ずつ施行（計2時間）
   - ただし体位変換のエビデンスは乏しい
g. 癒着液注入2時間後にクランプ開放し-10〜20cmH$_2$Oの陰圧をかける
h. 排液量が150mL/日程度となればドレーンチューブを抜去する
   - 数日を経過しても排液が減少しない場合は病状に応じて再癒着を検討するが，再癒着の有効性・安全性は確立していない
   - ドレーンチューブ抜去可能かどうかの判断に迷う時には，数日間クランプし再貯留の程度を判断する

B) 胸膜癒着術に関するエビデンス

- 「EBMの手法による肺癌診療ガイドライン」では胸膜癒着術の推奨グレードはA（強い科学的根拠があり，行うよう強く勧められる）[1]である一方で「がん患者の呼吸器症状の緩和に関するガイドライン」（以下「呼吸器症状緩和のガイドライン」）での推奨グレードは2C（弱い推奨，弱いエビデンス）[2]となっている．これは「呼吸器症状緩和のガイドライン」のプライマリーアウトカムが「呼吸困難の緩和」であるためであり，胸膜癒着術の本来の目的である「再貯留の抑制による胸水コントロール」のために，PS良好で比較的予後の見込める患者に用いる場合には積極的に適応を検討する．「呼吸器症状緩和のガイドライン」でも，①頻回穿刺が必要，②全身状態が比較的良好，③予後が月単位以上の患者，には胸膜癒着が提案されている

- 海外のメタアナリシスによるとタルクの胸膜癒着効果が他剤と比較して最も優れており[3]，わが国で行われた第II相試験においてもタルクでの癒着による30日後の再貯留抑制効果は83.3％と良好で，毒性も軽度の発熱などのみでありARDSの発症は認めなかった（ユニタルク®添付文書より）

2 胸水単回穿刺＋輸液の減量＋利尿薬＋苦痛緩和

a〜dを併用

a. 適宜胸水単回穿刺
- ただしPS不良時には無理に施行せず苦痛緩和に徹する
- 1回の排液は1,000mL程度までにとどめる

b. 輸液の減量を忘れない！（重要）
- 500〜1,000mL/日程度までの維持輸液に[4]

c. 過度の脱水にならない範囲でフロセミド（ラシックス®錠）とスピロノラクトン（アルダクトン®A錠）を併用・増量する

> **①・②を併用・増量**
> ①ラシックス®錠20mg
> 　1回1錠，1日1回（朝）から開始
> ②アルダクトン®A錠50mg
> 　1回1錠，1日1回（朝）から開始

- ただしエビデンスは乏しく「呼吸器症状緩和のガイドライン」でも「呼吸困難を緩和する目的」での利尿薬の投与は行わないことが提案されている（2D：弱い推奨，とても弱いエビデンス）[2]．しかし経験上，呼吸困難の緩和にはつながらなくても，利尿薬によって胸水増加速度が抑えられるケースもあるため，無効時には減量・中止することを前提にして利尿薬の使用も考慮される
- フロセミド：スピロノラクトン＝20mg：50mgがK濃度維持に推奨
- 経口摂取困難時にはラシックス®注やアルダクトン®Aの活性代謝物であるカンレノ酸カリウム（ソルダクトン®静注用）を用いることもできるが，経口摂取困難時に利尿薬を使用すると過度の脱水となる可能性もあるため慎重に適応を判断する．またソルダクトン®静注用は2週間以内の使用にとどめるよう，添付文書に記載されている

d. オピオイドやステロイドなどを用いた呼吸困難の緩和を最大限に行う

- ステロイドのエビデンスは乏しく「呼吸器症状緩和のガイドライン」にも悪性胸水に対するステロイドの効果に関する記載はないが,経験的には胸膜の炎症・疼痛を抑え,胸水の増加を防ぐ効果が期待される(**第5章-B-12参照**)

> ⚠️ **Pitfall**
> **穿刺や癒着の合併症を考慮**
> ・胸水穿刺後の再膨張性肺水腫の予防のため1回の排液は1,000mL程度までにとどめることが望ましい
> ・穿刺や癒着の合併症や体への負担,癒着の不確実性についても説明し,病状や予後によってはこれらの処置を施行せず苦痛緩和に徹する判断も重要である

症例から学ぶ症状緩和

輸液量・利尿薬の調節やステロイド導入で胸水コントロールが可能であった症例

64歳女性.骨肉腫の肺転移およびがん性胸膜炎の患者.呼吸苦の増悪により緊急入院され,右胸腔に中等度の胸水貯留を認めた.入院時に右胸水単回穿刺により1,000mLを排液したが,その後はPS低下により穿刺困難となった.

◆ この症例への対応

- 輸液減量(500mL/日)+利尿薬(ラシックス®錠20mg/日,アルダクトン®A錠50mg/日)+モルヒネ塩酸塩(プレペノン®注)持続皮下注による苦痛緩和を行うとともに,胸膜の炎症軽減を期待してベタメタゾン(リンデロン®注4mg 1A/日)点滴も併用した

◆ 症状緩和のポイント

- 全身の病状悪化に伴うPS不良があり予後も短いと考えられたため,輸液量と利尿薬の調節+ステロイドによる胸水コントロールに加えてモルヒネ塩酸塩による苦痛緩和を試みた

◆症例の経過

- 緊急入院時の単回穿刺以降ほとんど胸水増量は認めず,死亡されるまで呼吸苦もモルヒネ塩酸塩持続皮下注によりコントロール可能であった

文献

1) 「EBMの手法による肺癌診療ガイドライン2014年版」(日本肺癌学会/編), pp191-194, 金原出版, 2014
2) 「がん患者の呼吸器症状の緩和に関するガイドライン2016年版」(日本緩和医療学会/編), p87-92, 金原出版, 2016
3) Shaw P & Agarwal R: Pleurodesis for malignant pleural effusions. Cochrane Database Syst Rev, : CD002916, 2004
4) 「終末期がん患者の輸液療法に関するガイドライン2013年版」(日本緩和医療学会/編), pp83-88, 金原出版, 2013

第5章 症状の緩和

B. 身体症状
9. がん性心嚢水

Point

◆大量のがん性心嚢水を認めた場合①・②をチェック

①心嚢水コントロールによるPSの維持が可能？（現在のPS・心嚢水以外の症状が比較的安定）

②予後が1カ月以上？

- ①・②ともあてはまる時⇒**1** 心嚢ドレナージ＋ブレオマイシンによる心膜癒着術
- 1つでもあてはまらない時⇒**2** 心嚢水単回穿刺 or 心嚢ドレナージ＋輸液の減量＋苦痛緩和

1 心嚢ドレナージ＋ブレオマイシンによる心膜癒着術

A) a～eを順次施行⇒効果不良であれば 2 へ移行

a. 超音波下カテーテル挿入による心嚢ドレナージ開始
- 超音波下でのアプローチが困難な場合は心臓外科に剣状突起下心膜開窓術を依頼する

b. 排液量が20mL/日程度まで減少したら心膜癒着術（c.～e.）を考慮する
- 合併症として疼痛・発熱・感染・不整脈・収縮性心膜炎・心不全などに留意する

c. クランプのうえ，ブレオ®15mg＋NS 20mLを心膜腔内へ注入[1]

d. 癒着液注入2時間後にクランプ開放

e. 排液量20mL/日以下を目標にカテーテルを抜去する
- 排液が減少しない場合，臨床試験JCOG9811では48時間ごとにブレオ®を10mgへ減量して再癒着が施行された[1]
- カテーテル抜去可能かどうかの判断に迷う時には，数日間ク

ランプし再貯留の程度を判断する

B) 心膜癒着術に関するエビデンス

- 臨床試験JCOG9811では，サンプルサイズが小さくフォローアップ群との間に有意差は認めなかったものの，ブレオマイシン（ブレオ®）による心膜癒着術を行う群において，「心囊水無再発生存」「MST（median survival time：生存期間中央値）」に関してよりよい傾向を認め，合併症は両群間で差を認めなかった[1]．このため「EBMの手法による肺癌診療ガイドライン」では推奨グレードBとなっている[2]

2 心囊水単回穿刺or心囊ドレナージ＋輸液の減量＋苦痛緩和

◆a〜cを併用

a. 心囊水単回穿刺 or 状態によっては心囊ドレナージ
- ただしPS不良時には無理に施行せず苦痛緩和に徹する

b. 輸液の減量を忘れない！(重要)
- 500〜1,000mL／日程度までの維持輸液に

c. オピオイドやステロイドなどを用いた呼吸困難の緩和を最大限に行う（第5章-B-12参照）
- エビデンスは乏しいがステロイドには心膜の炎症を抑え心囊水の増加を防ぐ効果も期待する
- がん性胸・腹水と異なり利尿薬の有用性は不明

> **! Pitfall**
>
> **穿刺や癒着の合併症を考慮**
>
> ・剣状突起下心膜開窓術はもちろん，心膜穿刺についても経験がなければ循環器専門医への依頼が望ましい
> ・心膜癒着術のエビデンス（肺癌診療ガイドライン推奨グレードB）は胸膜癒着術（肺癌診療ガイドライン推奨グレードA）に比較して低く，リスクも高いと考えられるため適応は慎重に検討する
> ・穿刺や癒着の合併症や体への負担，癒着の不確実性についても説明し，状況によってはこれらの処置を施行せず苦痛緩和に徹する判断も重要である

症例から学ぶ症状緩和

心膜開窓術＋心嚢ドレナージ＋心膜癒着術により心嚢水コントロールが可能であった症例

52歳男性．非小細胞肺がんによるがん性心膜炎の患者．呼吸苦の増悪により緊急入院され，入院時のCTにて多量の心嚢水貯留を認めた．全身に転移を認めたが心嚢水以外の病変は比較的安定していた．

◆この症例への対応
- 心臓外科医による剣状突起下心膜開窓術に引き続き，心嚢ドレナージ＋心膜癒着術を施行した

◆症状緩和のポイント
- 局所の症状が強いが他部位の病変は比較的安定しており，心嚢水のコントロールによりPSの維持や数カ月の予後が期待されたため，心膜癒着術の適応と判断した

◆症例の経過
- 心嚢ドレナージ＋心膜癒着術により呼吸苦は改善し退院可能となった．1～2カ月の経過で部分的に軽度の心嚢水再貯留を認めたが再穿刺は不要で，全身の転移増悪に対するオピオイドによる苦痛緩和を重視する方針となった

文献

1) Kunitoh H, et al：A randomised trial of intrapericardial bleomycin for malignant pericardial effusion with lung cancer（JCOG9811）. Br J Cancer, 100：464-469, 2009
2)「EBMの手法による肺癌診療ガイドライン2014年版」（日本肺癌学会/編），pp195-196，金原出版，2014

B. 身体症状
10. がん性腹水

Point

◆ 大量のがん性腹水を認めた場合①・②をチェック

① 腹水コントロールによるPSの維持が可能？（現在のPS・腹水以外の症状が比較的安定）
② 予後が1カ月以上？
- ①・②ともあてはまる時⇒ **A)** 腹水濾過濃縮再静注法（KM-CART）や腹腔静脈シャント（PVS）の適応を検討する
- 1つでもあてはまらない時⇒ **B)** 腹水単回穿刺＋輸液の減量＋利尿薬＋苦痛緩和

1 対処方法

A) a・bの適応を専門科・専門施設へコンサルト

a. 腹水濾過濃縮再静注法（Keisuke Matsuzaki cell-free ascites reinfusion therapy：KM-CART）
- 腹水を濾過し細菌や血球・がん細胞を取り除いたうえで、アルブミンなど有用な物質のみを濃縮し再静注する方法

b. 腹腔静脈シャント（peritoneo-venous shunt：PVS）
- 腹腔内から中心静脈までをシャントカテーテルで接続し腹水を血液中に還流させる方法
- a・bの適応なし or 効果不良であれば **B)** へ移行
- a・bともまだ十分なエビデンスがないため適応は慎重に検討する

B) a〜dを併用

a. 腹水単回穿刺
- 1回5,000mLまでは補液を要さず比較的安全に排液可能と考えられている[1, 2]

- ただし蛋白喪失や再貯留は避けられないため PS 不良時には無理に施行せず苦痛緩和に徹する
- アルブミン製剤＋フロセミド投与の有益性は示されていない[2]

b. 輸液の減量を忘れない！（重要）
- 500〜1,000mL／日程度までの維持輸液に[3]

c. 過度の脱水にならない範囲でフロセミドとスピロノラクトンを併用・増量する

①フロセミド（ラシックス®錠）20mg
　1回1錠，1日1回（朝）から開始
②スピロノラクトン（アルダクトン®A錠）50mg
　1回1錠，1日1回（朝）から開始

- 43％の患者に症状緩和効果を認めるとされるがエビデンスは乏しく無効時には減量・中止を検討する[1, 2]
- フロセミド：スピロノラクトン＝20：50がK濃度維持に推奨
- 経口摂取困難時にはラシックス®注やアルダクトン®Aの活性代謝物であるカンレノ酸カリウム（ソルダクトン®静注用）を用いることもできるが，経口摂取困難時に利尿薬を使用すると過度の脱水となる可能性もあるため慎重に適応を判断する．またソルダクトン®静注用は2週間以内の使用にとどめるよう，添付文書に記載されている

d. オピオイドやステロイドなどを用いた症状緩和を最大限に行う
- エビデンスは乏しいがステロイドには腹膜の炎症を抑え腹水の増加を防ぐ効果も期待する（第4章-2参照）

> ⚠️ **Pitfall**
>
> **腹水穿刺のみに頼らない**
>
> 腹水穿刺は短期的には最も著効するが，蛋白喪失や再貯留は避けられないため，頻回の穿刺排液は避けるべきである．エビデンスは乏しいものの，ステロイドや利尿薬による腹水抑制効果を実感できる場合もあるし，オピオイドや鎮痛補助薬（キシロカイン®など）により腹部膨満感や腹痛が軽減され穿刺を回避できることもある

症例から学ぶ症状緩和

利尿薬・ステロイドの導入で長期の腹水コントロールが可能であった症例

78歳女性．卵巣がん＋がん性腹膜炎の患者．前医で週に1回腹水穿刺施行され2,000mLずつ排液されていたが，PS低下が徐々に進行しホスピスへ紹介となった．

◆ この症例への対応
利尿薬（ラシックス®錠20mg/日，アルダクトン®A錠50mg/日）内服，および腹膜の炎症軽減を期待してベタメタゾン（リンデロン®錠4mg/日）の内服を開始した

◆ 症状緩和のポイント
前医では穿刺排液のみ行われており利尿薬やステロイドが導入されていなかったため，転院時よりこれらの内服を開始した

◆ 症例の経過
- 転院後は腹水増加をほとんど認めず，前医で週に1回行われていた穿刺排液は不要となった．また，リンデロン®導入によりPSも上昇し，コンビニへの外出が日課となった．利尿薬は同量で継続，リンデロン®は1mgまで漸減して継続した．転院後1年近く経ち全身状態悪化で死亡されたが，卵巣腫瘍の増大はあっても腹水は最期までコントロール可能であった

文献
1) 「がん患者の消化器症状の緩和に関するガイドライン2011年版」（日本緩和医療学会/編），pp54-57，金原出版，2011
2) Becker G, et al：Malignant ascites: systematic review and guideline for treatment. Eur J Cancer, 42：589-597, 2006
3) 「終末期がん患者の輸液療法に関するガイドライン2013年版」（日本緩和医療学会/編），pp73-75，金原出版，2013

B. 身体症状
11. 脳転移・がん性髄膜炎

Point

- ◆ 脳転移のサイズや個数・症状の有無などにより，化学療法・ガンマナイフ・全脳照射・手術から最適な方針を決定する
- ◆ 脳浮腫による頭蓋内圧亢進症状があれば浸透圧利尿薬やステロイドを投与する

1 脳転移・がん性髄膜炎の状況に応じた対処法

A) 脳転移のサイズが小さく症状がない場合

- 髄液移行がよく奏効を期待できるレジメンがあれば，化学療法を優先

B) 脳転移の症状がある場合 or 化学療法の適応がない場合や奏効が期待できない場合

- **3cm以下・4個までの脳転移であればガンマナイフを考慮**[1]
- **3cmより大きい・個数が多い場合は全脳照射を考慮**[1]
  - ▶ 症状があっても全身治療が優先され，かつ奏効も期待できる場合（小細胞肺がんなど）は化学療法を優先する場合もある

C) 単発脳転移であるがサイズが大きい場合 or サイズや個数にかかわらず脳ヘルニアのリスクなどにより緊急を要する場合

- 脳外科での**摘出術＋術後全脳照射**を考慮[1]

D) 造影MRIでの髄膜の造影所見や髄液細胞診陽性などからがん性髄膜炎と診断された場合

- 全身状態がよければ**全脳（±全脊髄）照射**を考慮
- 水頭症に対してVP（ventriculo-peritoneal：脳室-腹腔）シャ

ント術やOmmaya-Reservoir留置の適応を検討
- 全身状態が悪ければ緩和ケア
  - ただし「EBMの手法による肺癌診療ガイドライン」ではがん性髄膜炎に対する放射線治療の有用性は明らかではないとされており，髄腔内抗がん剤投与やVPシャント術・Ommaya-Reservoir留置などについての記載はない[1]
  - 造影MRI・髄液細胞診とも感度は70〜80％であり，これらが陰性でもがん性髄膜炎の否定はできない

E）脳浮腫による頭蓋内圧亢進症状がある場合
- 濃グリセリン・果糖注射液（グリセオール®注）やイソソルビド（メニレット®ゼリー・イソバイド®シロップ）などの浸透圧利尿薬やステロイドを投与する
- **2**の処方例を参照

2 脳浮腫による頭蓋内圧亢進症状に対する処方例

◆A・Bを併用

A) 浸透圧利尿薬①・②のいずれかを選択

〈維持期 or 内服可能時〉
①メニレット®70％ゼリー 30g
　1回1個，1日3回（毎食後）

〈急性期 or 内服困難時〉
②グリセオール®注 200mL
　1日1回点滴（朝）

B) ステロイド①・②のいずれかを選択

〈内服可能時〉
①リンデロン®錠0.5mg
　1回4〜8錠，1日1〜2回（朝食後もしくは朝・昼食後）

〈内服困難時〉
②リンデロン®注4mg1〜2A ＋ NS 100mL
　1日1回点滴（朝）

- 半減期の長いベタメタゾン（リンデロン®）あるいはデキサメタゾン（デキサート®）を選択する
- 効果が維持できる最小量へ漸減し維持する
  - 症状が軽度で緩徐に進行する場合は，1〜2mg/日から開始し漸増する漸増法を用いてもよい（第4章-2参照）
- **胃粘膜障害予防のためPPIとの併用**が望ましい
- 終末期にはせん妄増悪のリスクとなるため注意する

⚠️ Pitfall

見逃されやすいがん性髄膜炎

基本的に抗がん剤の髄液移行は他の部位に比較して悪いことが多く，体幹部には非常に効果があっても脳病変のみ増悪する場合もある．特にがん性髄膜炎の発症は見逃されやすく，直近の効果判定でほぼCR（complete response：完全奏効）であった患者が「今回は副作用の嘔気が抗がん剤治療後も長く続きぐったりする」と訴え経過をみていたら，意識レベルやADLの低下を認めがん性髄膜炎と診断されることもあるため注意する

症例から学ぶ症状緩和

手術＋全脳照射＋抗浮腫療法により脳転移症状がコントロールされ抗がん剤治療が開始可能となった症例

48歳男性．Stage ⅡA肺腺がん術後の患者．術後補助化学療法予定であったが受診が途絶え施行されていなかった．頭痛・嘔気・ふらつきが徐々に強くなり救急搬送され，強い浮腫を伴う左小脳および左前頭葉転移＋右副腎転移を認め肺がん再発と診断された．

◆ この症例への対応

- グリセオール®注 200mL 1日1回点滴，リンデロン®注4mg 2A 1日1回点滴を開始後，後頭蓋窩開頭小脳腫瘍摘出術が行われた．引き続き全脳照射が施行された

◆ 症状緩和のポイント

- 広範な浮腫を伴っており抗浮腫療法を開始するとともに，脳ヘルニアのリスクが高かったため小脳腫瘍摘出術を行った．術後は残存している左前頭葉転移も含め全脳照射を施行した

◆ 症例の経過

- 術後および全脳照射後の経過は良好で，左前頭葉腫瘍と脳浮腫はかなり縮小した．リンデロン®は内服への切り替え後中止され，メニレット®ゼリー内服のみで自宅退院可能であった．その後PS＝0の状態で，化学療法として標準治療であるシスプラチン＋ペメトレキセドが開始された．

文献

1)「EBMの手法による肺癌診療ガイドライン2014年版」（日本肺癌学会/編），pp186-188，金原出版，2014

B. 身体症状
12. 呼吸困難

Point

◆ 可逆的な呼吸困難の原因や,ステントやRTの適応となる気道狭窄の有無を検索し対応する

◆ O_2投与・輸液の減量・オピオイド・ステロイド・抗不安薬・去痰薬・抗コリン薬を病状により併用し呼吸困難を緩和する

1 呼吸困難の症状緩和の考え方

- まずはO_2投与でSpO_2を維持することが大前提
  - SpO_2が維持できている場合でもO_2投与が有効な場合もある
  - 逆に終末期でO_2投与を不快に感じる場合にはO_2投与やSpO_2に厳密にこだわらず苦痛緩和に徹する
- 胸水・肺炎・心不全・肺塞栓症・貧血など可逆的な呼吸困難の原因や,気管支鏡下ステント留置やRTの適応となる気道狭窄の有無を検索しこれらに対応する
- オピオイド未使用時や現在処方中のオピオイドが呼吸困難に無効な時には,**呼吸困難にエビデンスのあるモルヒネ製剤**[1]を呼吸困難時頓用や定期で導入する
  - ただし**腎機能障害がある時にはオキシコドンを選択**する
- オピオイドでは呼吸困難がとりきれない場合,去痰薬・抗不安薬・抗コリン薬・ステロイドなどの併用を検討する
- 終末期には痰や胸水の増加を防ぐため輸液の減量を忘れない

2 O_2投与・輸液の減量・オピオイド・ステロイド・抗不安薬・去痰薬・抗コリン薬を病状により併用

A) O_2投与
- $SpO_2 > 90\%$を目標にO_2投与
  - CO_2貯留に注意

B) 輸液の減量
- 終末期には痰や胸水の増加を防ぐため輸液の減量を忘れない！（重要）
- 500mL/日程度までの維持輸液に[2)]

C) オピオイド

①〜③のいずれかを選択

①オピオイド未使用時
モルヒネ製剤を呼吸苦時頓用もしくは定期＋呼吸苦時頓用で導入（第3章-B-2参照）
※腎機能障害時にはオキシコドンを用いる

②すでに導入しているオピオイドが呼吸困難にも効果を認める場合
現在のオピオイドを継続する（モルヒネ製剤へのオピオイドスイッチングは不要）

③すでに導入しているオピオイドが呼吸困難に効果を認めない場合
1. 現在のオピオイドが低用量で，病状的にもオピオイドスイッチングの余裕がある場合
   →モルヒネ製剤へのオピオイドスイッチングを検討する
2. 現在のオピオイドが高用量で，病状的にオピオイドスイッチングの余裕がない場合
   →呼吸困難時の頓用のみにモルヒネを使用，もしくは現在のオピオイドにモルヒネの定期投与＋呼吸困難時頓用を少量から追加する

- 「がん患者の呼吸器症状の緩和に関するガイドライン」における主要なオピオイドの推奨は表1のとおり[3)]

表1 主要なオピオイドの推奨

薬剤	行う／行わない	エビデンス
モルヒネ全身投与	行うことを推奨	1B：強い推奨、中程度のエビデンス
モルヒネ吸入投与	行わないことを提案	2B：弱い推奨、中程度のエビデンス
オキシコドン全身投与	モルヒネの全身投与が困難な場合に代替として提案	2C：弱い推奨、弱いエビデンス
フェンタニル全身投与	行わないことを提案	2C：弱い推奨、弱いエビデンス
コデイン・ジヒドロコデイン全身投与	行うことを提案	2C：弱い推奨、弱いエビデンス

文献3を参考に作成

D) ステロイド

- 画像や症状・聴診などからがん性リンパ管症・SVC症候群（superior vena cava syndrome：上大静脈症候群）・気道狭窄・がん性胸膜炎（胸水）の存在を疑う時はステロイド（**第4章-2参照**）の適応を検討する
- 緩和領域でのステロイドは半減期の長いベタメタゾン（リンデロン®）やデキサメタゾン（デキサート®）が頻用されるが、喘鳴時の頓用では半減期の短いメチルプレドニゾロン（ソル・メドロール®）を用いることもある

> **①・②のいずれかを選択**
>
> 〈内服可能時〉
> ①リンデロン®錠0.5mg
>   1回4～8錠、1日1～2回（朝食後もしくは朝・昼食後）
>
> 〈内服困難時〉
> ②リンデロン®注4mg 1～2A＋NS 100mL
>   1日1回点滴（朝）

- 効果が維持できる最小量へ漸減し維持する
  - 症状が軽度で緩徐に進行する場合は、1～2mg/日から開始し漸増する漸増法を用いてもよい（**第4章-2参照**）

- **胃粘膜障害予防のためPPIとの併用**が望ましい
- 終末期にはせん妄増悪のリスクとなるため注意する
- ステロイドは効果を実感できることが多いがエビデンスは乏しく，「がん患者の呼吸器症状緩和に関するガイドライン」では呼吸困難患者への**一律なステロイドの投与は行わない**よう提案されている（2D：弱い推奨，とても弱いエビデンス）[3]．ガイドラインで**ステロイドの使用を提案されているのはがん性リンパ管症・SVC症候群・主要気道閉塞**（2D：弱い推奨，とても弱いエビデンス）[3]であり，悪性胸水への効果に関する記載はないが，経験的にはステロイドには胸膜の炎症・疼痛を抑え，胸水の増加を防ぐ効果も期待される

E）抗不安薬

- オピオイドの効果が不十分であればアルプラゾラム（コンスタン®・ソラナックス®）・ロラゼパム（ワイパックス®）・ミダゾラム（ドルミカム®）などの併用を検討する[4, 5]

①～③のいずれかを選択
① コンスタン®錠0.4mg
　1回1錠，1日3回
② ワイパックス®錠0.5mg
　1回1錠，1日3回
③ ドルミカム®注射液
　持続静注 or 持続皮下注 2.5～10mg/日
　※苦痛緩和のための鎮静（第5章-B-15参照）に用いる時よりも少量の投与となる

- 「がん患者の呼吸器症状緩和に関するガイドライン」では抗不安薬単独での使用ではなくオピオイドと併用することが提案されている[3]

F）去痰薬

- 去痰困難がある場合，L-カルボシステイン（ムコダイン®）・アンブロキソール塩酸塩（ムコソルバン®）・ブロムヘキシン塩酸塩（ビソルボン®）などを考慮

①～④を併用可

① ムコダイン®錠 500mg
   1回1錠, 1日3回
② ムコソルバン®錠 15mg
   1回1錠, 1日3回
③ ビソルボン®吸入液 0.2% 2mL + NS 8mL
   ネブライザー吸入, 適時
④ ビソルボン®注 4mg
   1回1A 静注もしくは筋注, 1日2回

G) 抗コリン薬

- 中枢気道の喀痰貯留音が強い場合ブチルスコポラミン臭化物（ブスコパン®）やスコポラミン臭化水素酸塩水和物（ハイスコ®）などを考慮

①・②のいずれかを選択

① ブスコパン®注 20mg
   1回1A 静注もしくは筋注（1日3〜6Aでの持続点滴・持続皮下注も検討可）
② ハイスコ®皮下注 0.5mg
   ※ブスコパン®より鎮静作用が強い
   1回0.5A 皮下注もしくは舌下投与（1日3〜6Aでの持続点滴・持続皮下注も検討可）

- 経験的に死前喘鳴の軽減のため用いられてきたがエビデンスは乏しく,「がん患者の呼吸器症状緩和に関するガイドライン」では死前喘鳴を有するがん患者に対して抗コリン薬を**投与しない**ことが提案されている(2B：弱い推奨, 中程度のエビデンス)[3]. しかし死前喘鳴ではなく, 肺がん終末期のオピオイド無効の呼吸困難で中枢気道の喀痰貯留音が強い場合に, 抗コリン薬が奏効することはしばしば経験されるため, 頻脈・尿閉・眼圧上昇など抗コリン薬の副作用に留意しながら一度は使用を考慮すべきである

> ⚠️ **Pitfall**
>
> **オピオイド無効の呼吸困難**
>
> 喀痰貯留の不快感を呼吸困難として訴える場合には，輸液の減量が重要で，オピオイドよりもブスコパン®注などによる分泌抑制の方が効果的な場合もある．このような場合，オピオイドの早送りや増量で対応しても苦痛はとれず過量となってしまうため注意する（**第7章-10参照**）

➡ **冷や汗症例** も check！（第7章-10）

文献

1) Abernethy AP, et al：Randomised, double blind, placebo controlled crossover trial of sustained release morphine for the management of refractory dyspnoea. BMJ, 327：523-528, 2003
2)「終末期がん患者の輸液療法に関するガイドライン 2013年版」（日本緩和医療学会/編），pp83-88, 金原出版, 2013
3)「がん患者の呼吸器症状の緩和に関するガイドライン 2016年版」（日本緩和医療学会/編），pp66-86, pp100-103, 金原出版, 2016
4) Navigante AH, et al：Midazolam as adjunct therapy to morphine in the alleviation of severe dyspnea perception in patients with advanced cancer. J Pain Symptom Manage, 31：38-47, 2006
5) Clemens KE, et al：Dyspnoea associated with anxiety-symptomatic therapy with opioids in combination with lorazepam and its effect on ventilation in palliative care patients. Support Care Cancer, 19：2027-2033, 2011

第5章 症状の緩和
B. 身体症状

13. 脊髄圧迫症候群への対応 (Oncogenic Emergency)

Point

- ◆ まずは脊椎転移の早期発見(骨条件CT・背部痛など)と脊髄圧迫症候群の予防(RANKL阻害薬・ゾレドロン酸水和物・ハイリスク症例へのRTなど)が重要
- ◆ 発症後はすぐにデキサメタゾンあるいはベタメタゾンを16mg/日で投与開始する[1, 2)]
- ◆ 第5章-B-5を参照し非オピオイド・オピオイド・鎮痛補助薬を併用して疼痛コントロールを行う
- ◆ 予後3〜6カ月が期待できる症例では整形外科に後方除圧固定術などの手術適応について早急に(48時間以内)コンサルトする[2)]
- ◆ 可及的速やかに(48時間以内)局所への放射線治療を開始し効果を見ながらステロイドは漸減する[2)]

1 脊髄圧迫症候群の予防策

- 早期発見と予防のため①〜⑤を行う

①脊椎転移を見逃さないようCTは必ず骨条件でも評価
②脊椎転移症例へのRANKL阻害薬デノスマブ(ランマーク® 皮下注)orゾレドロン酸水和物(ゾメタ® 点滴静注)投与による脊髄圧迫症候群発症リスクの軽減(第5章-B-5参照)
③脊髄圧迫症候群発症リスクの高い脊椎転移症例への事前の放射線照射
④患者教育:麻痺のリスクと起こり得る症状の説明
  ▶ "症状出現時には様子をみず早急に救急受診を"
⑤「下肢筋力低下」「膀胱直腸障害」が出現する前に先行する「背部痛」を見逃さない

2 処方例

- 発症直後から抗浮腫を目的としたステロイドを投与

> ①ベタメタゾン（リンデロン®注）4mg，4A（16mg）
> ＋NS 100mL
> 30分かけてDIV，1日1回（入院直後，翌日からは朝）

- 放射線治療開始後は効果をみながら漸減
- **胃粘膜障害予防のためPPIとの併用が望ましい**
- 高用量であり，せん妄のリスクとなるため注意する
- 脊髄圧迫症候群に対するステロイドのエビデンスは至適用量も含めまだ不十分であるが，96mg/日などの高用量の投与では16mg/日に比較して合併症の増加につながることが示されている[1]ため16mg/日が推奨されている[2]

3 疼痛コントロール

- 第5章-B-5を参照し非オピオイド・オピオイド・鎮痛補助薬を併用して疼痛コントロール

4 手術や放射線治療による対応例

- 予後3〜6カ月が期待できる症例では整形外科に後方除圧固定術など手術適応について早急にコンサルト[2]
- 手術適応があれば「手術⇒放射線治療」
- 手術適応がなければ「速やかに放射線治療」
  - **手術や放射線治療は48時間以内に開始することが望ましい**[2]
  - 放射線治療は30Gy/10Frが標準的であるが予後が限られた症例では8Gy/1Frなども選択される[2]
  - 「手術＋放射線治療」の意義については肯定的[3]・否定的[4]それぞれの報告があるため症例ごとに検討する

> ## ⚠ *Pitfall*
> ### 「ぎっくり腰が治らないんです」に注意!
> - 脊髄圧迫症候群では「下肢筋力低下」「膀胱直腸障害」が出現する前に「背部痛」が先行する.「ぎっくり腰が治らないんです」など日常的な症状の訴えから始まることもあり,担がん患者の腰痛では常に脊椎転移や脊髄圧迫症候群を念頭において診療にあたるべきである
> - また腰痛などでは主治医に相談せず近医の整形外科医院や整骨院を受診するケースもあり,「**新たに出現し進行する症状があればがんとの関連も疑われるため主治医に報告する**」よう指導しておく
> - さらに既に脊椎転移が存在する患者には**麻痺のリスクと起こり得る症状**を事前に説明し「症状出現時には様子をみず早急に救急受診をする」よう指導する(第7章-14参照)

➡ **冷や汗症例** も check!(第7章-14)

文献

1) George R, et al.: Interventions for the treatment of metastatic extradural spinal cord compression in adults. Cochrane Database Syst Rev 8: CD006716, 2008

2) L'espérance S, et al.: Treatment of metastatic spinal cord compression: cepo review and clinical recommendations. Curr Oncol 19: e478-90, 2012

3) Patchell RA, et al.: Direct decompressive surgical resection in the treatment of spinal cord compression caused by metastatic cancer: a randomised trial. Lancet 366: 643-8, 2005

4) Rades D, et al.: Matched pair analysis comparing surgery followed by radiotherapy and radiotherapy alone for metastatic spinal cord compression. J Clin Oncol 28: 3597-604, 2010

5)「がんエマージェンシー」(中根実/著),pp263-279,医学書院,2015

第5章 症状の緩和
B. 身体症状

14. 高Ca血症への対応 (Oncogenic Emergency)

Point

- ◆ 高Ca血症はがん患者の意識障害・嘔気・倦怠感の原因として重要である
- ◆ ゾレドロン酸水和物（ゾメタ®点滴静注）が治療薬として重要である

1 高Ca血症の概要

- 腫瘍由来のPTHrP（parathyroid hormone-related protein：副甲状腺ホルモン関連タンパク，扁平上皮がんに多い）あるいは骨転移局所の骨融解により高Ca血症が生じる
- がん患者の「可逆的な」意識障害・嘔気・倦怠感の原因として見逃してはならないが，終末期において意識障害が苦痛緩和にむしろ有用である場合には治療適応とならない

A) 高Ca血症の評価方法

- 低Alb血症時（< 4g/dL）には必ず「補正Ca値＝実測Ca値＋（4－Alb値）」を計算して評価を行う
- 進行期のがん患者では低Alb血症により高Ca血症がマスクされるため注意する

B) 治療

- 治療としてはゾレドロン酸水和物（ゾメタ®点滴静注）をKey Drugとして，急性期には生理食塩水大量補液・エルカトニンを併用する

2 処方例

> **急性期の数日間のみゾレドロン酸水和物（①）に生理食塩水（②）・エルカトニン（③）を併用する**
>
> ①ゾレドロン酸水和物（ゾメタ®点滴静注4mg/100mL）
> ・効果発現まで数日を要するが強い効果が数週間持続
> ・1回1V，15分かけて点滴静注，1週間あけて再投与可
>
> ②生理食塩水大量補液
> ・2〜4L/日
> ・胸腹水・浮腫・心不全などある場合には慎重な判断が必要
>
> ③エルカトニン（エルシトニン®注40単位）1A＋NS100mL
> ・1〜2時間かけて点滴静注，12時間ごとに反復
> ・6時間後から効果が発現するが持続時間も24時間と短い

①ゾレドロン酸水和物の注意点

- 添付文書では骨転移合併症予防に対しては3〜4週間ごと，高Ca血症に対しては1週ごとに反復可とされている
- 添付文書では「高Ca血症の治療に用いる場合を除き腎機能の低下に応じて減量すること」となっており，**高Ca血症治療時には腎機能に応じた減量は不要**である
- 本来であれば**使用前に歯科コンサルトが勧められる**（第5章-B-5参照）が，高Ca血症はEmergencyであり時間的に困難な場合が多い

> **!Pitfall**
>
> **進行がん患者は低Alb血症であることが多いため必ず補正Ca値を計算する**
>
> - 特に進行期のがん患者では低栄養により低Alb血症となっているため,検査データ上のCa値は正常範囲であっても補正Ca値は高値であることが多い.多忙な外来などでは異常値の表示がなければ見逃してしまう可能性もあるため,Ca値は常に補正値を計算するよう意識する
> - また,緩徐に高Ca血症が進行する場合は症状が乏しく発見が遅れることもあるため,まだ予後のあるがん患者の足元を高Ca血症によってすくわれないよう定期的にCaを評価しよう(**第7章-13**参照)

➡ **冷や汗症例** も check!(第7章-13)

文献

1)「がんエマージェンシー」(中根実/著),pp245-262,医学書院,2015

B. 身体症状
15. 苦痛緩和のための鎮静

Point

- ◆「苦痛緩和のための鎮静に関するガイドライン」[1]に従い、予後・治療抵抗性・患者や家族の意思などを医療チーム内で十分討議し鎮静の適応を決定する
- ◆ミダゾラムが苦痛緩和のための鎮静における第一選択薬である

1 苦痛緩和のための鎮静の概要

- 「**予測される生命予後が2〜3週未満**」の患者に「**治療抵抗性**」の「**耐え難い苦痛**」がある場合に、「**患者の希望もしくは推定意思**」に基づいて「**家族および医療チーム内の合意**」が得られた場合に「**苦痛緩和のための鎮静**」が行われる
- 鎮静の分類[1]
  - ▶ 間欠的鎮静or持続的鎮静:一時的(夜間のみなど)or持続的
  - ▶ 浅い鎮静or深い鎮静:言語的・非言語的コミュニケーションができるか否か
- 「苦痛緩和のための鎮静に関するガイドライン」の「鎮静実施のフローチャート(図1)」にしたがい、間欠的鎮静・浅い鎮静をまず行うが、「患者の苦痛が強い」「治療抵抗性が確実」「予後が数時間〜数日」「患者の希望が明らか」「間欠的鎮静や浅い鎮静では苦痛が緩和されない可能性が高い」場合には最初から持続的鎮静・深い鎮静が考慮される[1]

A) 鎮静に用いられる薬剤

- ミダゾラム(ドルミカム®注射液)がガイドラインでは**第一選択薬**とされており持続皮下注射で用いることが多い
  - ▶ ミダゾラムは**長期間の使用となると耐性を生じる**ため適宜増量が必要となる

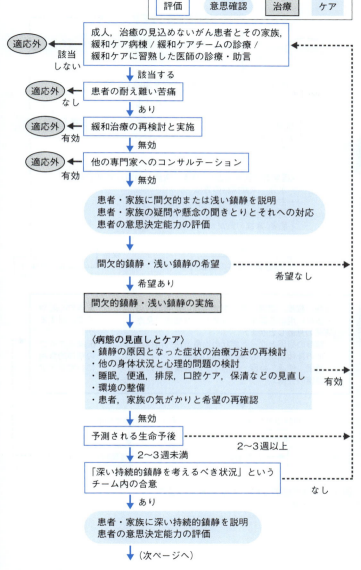

図1 **鎮静実施のフローチャート**
文献1より転載

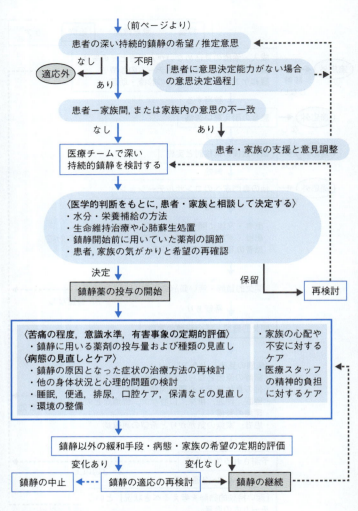

図1 **鎮静実施のフローチャート（つづき）**
文献1より転載

▶ ミダゾラムが有効でない場合は

- フェノバルビタール（ワコビタール®坐剤・フェノバール®注射液 持続皮下注射）
- フルニトラゼパム（サイレース®静注・ロヒプノール®静注用 点滴）
- クロルプロマジン（コントミン®筋注 点滴・筋注）
- レボメプロマジン（ヒルナミン®筋注 持続皮下注・筋注）
- ブロマゼパム（セニラン®坐剤）

などが検討されうるが緩和ケアチームなど専門家へのコンサルトが望ましい

B）鎮静を行うにあたっての注意点

- **「鎮静は寿命には影響を与えないこと（第6章-12参照）」「深い鎮静後は会話ができなくなること」は事前に十分患者・家族へ説明する**

2 処方例

A）間欠的鎮静

①ミダゾラム（ドルミカム®注射液10mg 1A，効果により徐々に増量）＋ NS 100mL
鎮静希望時20mL/時で点滴・入眠したら5mL/時で維持・途中覚醒時は再入眠まで20mL/時へ戻す・覚醒希望時に点滴を中止
※ただし**呼吸回数<10回/分**であれば投与保留/中止

▶ 上記をベースにミダゾラム（ドルミカム®注射液）使用量や滴下速度を状況に合わせて変更することで，鎮静希望時間帯にはしっかり鎮静がかかり覚醒することがないよう調節する
▶ 無効時には「せん妄の症状緩和（**第5章-A-2参照**）」を参考に以下の薬剤などを考慮し，しっかり鎮静がかかるよう量を調整しながら使用する

- フルニトラゼパム（サイレース®静注・ロヒプノール®静注用点滴：呼吸抑制に注意）

- クロルプロマジン（コントミン® 筋注点滴：血圧低下に注意）
- ブロマゼパム（セニラン® 坐剤：呼吸抑制に注意）

B) 持続的鎮静

①ミダゾラム（ドルミカム® 注射液）10mg/2mL 5A（50mg/10mL）原液 持続皮下注

- ①～⑦の順で投与する

①入眠するまで1mL/時で投与（鎮静を急がない場合は②から開始）
②入眠後は0.1mL/時での維持投与を開始
③覚醒時・苦痛時・不穏時にはその時点での1時間量を早送り
④早送りは30分あけて回数制限なく繰り返し可
⑤0～24時で4回早送りしたらその時点で0.1mL/時ずつ流量UP
  ▶ ガイドラインでは120mg/日（1mL/時）までの使用とされている[1]
⑥24時までに再度4回早送りしたら2度目の流量UP可
  ▶ ⑤・⑥に関しては病状に応じて「流量UPは1日1回」「流量UPは医師判断」などへ適宜変更する
⑦ただし呼吸回数＜10回/分の時は早送りや流量UPは保留
  ▶ ミダゾラム（ドルミカム® 注射液）無効時・耐性化時にはフェノバルビタール（フェノバール® 注射液 持続皮下注4～30mg/時[1]）なども検討可能であるが，緩和ケアチームなど専門家へのコンサルトが望ましい

⚠ Pitfall

「治療抵抗性」は「オピオイド無効」と同義ではない

基本ではあるが鎮静の適応要件である「治療抵抗性」とは，あらゆる手段を尽くしても「治療抵抗性」であることを意味する．しばしば「オピオイド無効」＝「治療抵抗性」と誤解されるが，オピオイドのタイトレーションやスイッチングで苦痛が緩和されないときでも，放射線治療・鎮痛補助薬・神経ブロック・ステロイドなどの併用などが有用である場合もあれば，オピオイドが無効の終末期の呼吸困難に輸液減量＋抗コリン薬が奏効することもある（**第5章-B-12，第7章-10参照**）．すべての手段を尽くしたかどうかの自信がなければ緩和ケアチームなどの専門家に相談し治療内容をレビューしてもらおう

症例から学ぶ薬の使い方

患者・家族の希望に沿い，持続的鎮静を施行し苦痛緩和が得られた症例

73歳男性．下咽頭がん再発に対して化学療法を終了し緩和ケア病棟の準備を進めていた患者．急速に進行する頸部〜縦隔リンパ節転移による気道狭窄および両側胸水による呼吸困難（第5章-B-8, 12参照）のため腫瘍内科へ緊急入院となった．胸水排液・オキシコドン（オキファスト®注）持続皮下注・ステロイド・利尿薬などが開始されたが，喘鳴を伴う呼吸困難が増強傾向であった．

◆ この症例への対応

- 緩和ケアチームのサポートによりオピオイドを呼吸苦へのエビデンスのあるモルヒネ塩酸塩（プレペノン®注）へスイッチ，輸液の減量や抗コリン薬の使用などを早急に行ったが効果は乏しかった
- 両側の多量胸水・広範囲の気道狭窄（一部は根治的CRT時の照射野と重複）・局所のみではなく全身状態の急速な悪化があるため，放射線治療・気管切開や気道ステント・これ以上の胸水排液の意義も乏しいことを，腫瘍内科・耳鼻咽喉科・放射線治療科・放射線診断科・歯科口腔外科による頭頸部腫瘍カンファレンスで確認した
- 予後も数日以内と予想されるなか，患者・家族は耐え難い苦痛に対して持続的鎮静を強く希望された．各科主治医・緩和ケアチーム・病棟スタッフで再度「あらゆる手段を尽くしても治療抵抗性の耐え難い苦痛であり予後も切迫している」ことを確認，患者・家族の強い希望・切迫した予後・症状の強さを考慮し間欠的鎮静を経ず持続的鎮静を行うこととなった

◆ 薬剤変更のポイント

- 専門家へのコンサルトや他科・多職種カンファレンスによって「あらゆる手段を尽くしても治療抵抗性の耐え難い苦痛であり予後も切迫している」ことを確認したこと，「患者・家族の意思」に基づいて鎮静が行われていることが重要である
- また，ガイドラインにおいても「患者の苦痛が強い」「治療抵抗

性が確実」「予後が数時間～数日」「患者の希望が明らか」「間欠的鎮静や浅い鎮静では苦痛が緩和されない可能性が高い」場合には持続的な深い鎮静を最初に選択してもよいこととなっている[1]

◆ 症例の経過

- 妻・子供・孫全員が揃い最後の会話をされた後，ミダゾラム（ドルミカム®注射液）による持続的鎮静が開始された．複数回の早送りやベースアップを経て十分な鎮静がかかり，死亡されるまでの2日間は苦痛なく過ごすことが可能であった

文献

1)「苦痛緩和のための鎮静に関するガイドライン 2010年版」（日本緩和医療学会/編），金原出版，2010

第6章
インフォームド・コンセント
のNGとOK

第6章 インフォームド・コンセントのNGとOK

1. SHAREプロトコールを用いた Bad newsの伝達

Point

- ◆ Bad newsを伝える際は，SHAREプロトコールを用いると患者が望むコミュニケーションを実践できるメリットがある
- ◆ SHAREのRE（安心感と情緒的サポート）を用いて患者の心情に寄り添うことが最も重要である

1 SHAREプロトコールとは

- SHAREは日本人の患者がBad newsを伝えられる際に望む内容の調査から開発されたコミュニケーションスキルのプロトコールである
- SHAREは4つの要素の頭文字からとられている（表1）
- SHAREを用いて「準備」「基本」「STEP1：面談を開始する」「STEP2：悪い知らせを伝える」「STEP3：治療を含め今後のことについて話し合う」「STEP4：面談をまとめる」を実践する（表2）

表1 SHAREを構成する4つの要素

	要素	意味
S	Supportive environment	サポーティブな場の設定
H	How to deliver the bad news	悪い知らせの伝え方
A	Additional information	付加的な情報も伝える
RE	Reassurance and Emotional support	安心感と情緒的サポート

表2 SHAREプロトコール

準備:重要な面談であることを伝える			
チェック項目	具体的な対応例		要素
プライバシーが保たれる場所(直接会って伝える), 十分な時間を確保する(電話が鳴らないようにする)	大部屋のベッド・サイドやカーテンで仕切られているだけの外来はできるだけ避け, 面談室を使う		S
	忙しい外来時間を避ける		
	予め電話を他の人に預ける		
	面談中に電話が鳴るような時には面談のはじめに患者に断る		
	面談中に電話に出る時には, 患者, 家族に一言断る		
検査結果が出揃って, 最終的な判断が出るのが次回の面談であることを患者に伝える	"7日後に検査結果が出揃い, 当院の呼吸器グループでミーティングした結果をお話しすることができますので, 次の面談は7日後の○月○日ではいかがでしょうか"		S
次回の面談は重要なので, 家族など他の人が同席できることを伝える	"次回は検査結果をお伝えする重要な面談ですので, ご家族の方などどなたかご一緒にいらっしゃっていただくこともできます"		H
	"お一人でも結構ですが, 心細いようであればご家族に同席していただいてもかまいませんよ"		

基本:面談中常に気をつけること			
チェック項目	具体的な対応例		要素
礼儀正しく患者に接する	初対面の時には自己紹介する		S
	面談室に患者が入ってきたら挨拶をする		
患者の目や顔を見て接する			S
患者に質問を促し, その質問に十分答える	"ご質問はありますか?"		H
患者の質問にいらした様子で対応しない	患者の言葉を途中で遮ること		S
	貧乏ゆすり		
	ペンを回す		
	マウスをいじる		

S:場の設定　H:悪い知らせの伝え方　A:付加的情報　RE:情緒的サポート

(次ページへ続く)

(表2の続き)

	STEP1：面談を開始する (患者が面談室に入ってから悪い知らせを伝えるまで)	起
チェック項目	具体的な対応例	要素
大事な話の前には患者は緊張しているので，患者の気持ちをやわらげる言葉をかける	身近なことや時節の挨拶，患者の個人的な関心事などについて一言触れる	RE
	表情（微笑む）などのノンバーバル・コミュニケーション	
	"最近寒いですが風邪は引いていませんか?"	
	"暑い日が続いていますが，夜は眠れていますか?"	
	"ずいぶん長くお待たせしましたね"	
気がかりや懸念を聞く	"気がかりなことは何かありますか？ それはどのようなことですか?"	RE
	"今一番のご心配は何ですか?"	
症状，これまでの経過，面接の目的について振り返り，患者の病気に対する認識を確認する	"前の病院の先生からはどのような説明を受けましたか?"	H
	"病気についてどのようにお考えですか?"	
	"前回お会いしたときの説明をどのようにご理解していらっしゃいますか?"	
	"初診の時の話について，その後どのように感じましたか?"	
	"前回お話したことについて，おうちに帰ってからどんな風に感じましたか?"	
	"家に戻られてからご家族にはどのようにお話しましたか?"	
	"治療効果について，ご自分ではどのように感じていますか?"	
他の医療者（例えば，他の医師や看護師）を同席させる場合は，患者の了承を得る	"看護師の○○を同席させてもよろしいでしょうか？面談後にわからないことなどありましたら，なんでも結構ですので，わたしか○○にお話ください"	S
家族に対しても患者と同じように配慮する	視線を向ける	RE
	家族の発言に十分対応できない時には，あとで十分答える準備があることを伝える	
	患者に家族に対して配慮していることを認識してもらうことが重要である	

(次ページへ続く)

STEP2：悪い知らせを伝える		承
チェック項目	具体的な対応例	要素
悪い知らせを伝える前に，患者が心の準備をできるような言葉をかける	"大切なお話です"	RE
	"お時間は十分ありますか"	
	"少し残念なお話をしなければならないのですが"	
	"気になっている結果をお話します"	
	"一番ご心配されていたことをこれからお話します"	
	家族の同席を勧める "今日はご家族にご一緒に来ていただきましたが"	
悪い知らせをわかりやすく明確に伝える	「がん」，「再発」など一度は明確な言葉を用いる	H
患者が感情を表に出しても受け止める	沈黙の時間をとる，患者の言葉を待つ	RE
	気持ちを聞く	
	オープン・クエスチョン "今，どのようなお気持ちですか?" など	
悪い知らせによって生じた気持ちをいたわる言葉をかける	"つらいでしょうね"	RE
	"混乱されたでしょうか"	
	"驚かれたことでしょう"，"大丈夫ですか?"	
実際の写真や検査データを用いる		H
患者に理解度を確認しながら伝える	"ご理解いただけましたか?"	H
	後から質問ができることや看護師にも質問できることを伝える． "わからないことがありましたら後からでも結構ですからご質問ください．看護師に聞いていただいてもかまいません"	H
今の話の進み具合でよいか尋ねる	"話の進みは速くないですか?"	H
	"速いと感じたらいつでもおっしゃってください"	
病状（例えば，進行度，症状，症状の原因，転移の場所など）について伝える		H
質問や相談があるかどうか尋ねる	"何かご質問はありますか?"	RE
	"気になることはありますか?"	
	オープン・クエスチョン "今，どのようなお気持ちですか?"	

S：場の設定　H：悪い知らせの伝え方　A：付加的情報　RE：情緒的サポート

（次ページへ続く）

(表2の続き)

専門用語を用いた際には患者が理解しているか尋ねる		H
紙に書いて説明する		H

STEP3：治療を含め今後のことについて話し合う		転
チェック項目	具体的な対応例	要素
患者の今後の標準的な治療方針，選択肢，治療の危険性や有効性を説明したうえで，推奨する治療法を伝える		A
がんの治る見込みを伝える	"治療は非常に難しい状況で，今の生活をいかに保つかが今後の目標です"	A
患者が他のがん専門医にも相談できること（セカンド・オピニオン）について説明する		A
誰が治療選択にかかわることを望むか尋ねる	患者本人が一人で決める	A
	医師にまかせる	
	家族，医師と一緒に決める	
患者が希望をもてるように，「できないこと」だけでなく「できること」を伝える	"がんをやっつける治療よりも，痛みをとる治療に重点をおきましょう"	RE
	抗がん治療以外にも可能な医療行為があることを伝える	
患者が希望をもてる情報も伝える	"痛みがとれます"	RE
	"治療効果が期待できます"	
	"新薬が来年承認される予定です"	
患者のこれからの日常生活や仕事についても話し合う	"例えば，日常生活やお仕事のことなど，病気以外のことも含めて気がかりはありますか？"	A
患者が利用できるサービスやサポート（例えば，医療相談，高額療養費制度，訪問看護，ソーシャル・ワーカー，カウンセラー）に関する情報を提供する		A

(次ページへ続く)

STEP4：面談をまとめる		結
チェック項目	具体的な対応例	要素
要点をまとめて伝える（サマリーを行う）		H
説明に用いた紙を患者に渡す		H
今後も責任をもって診療にあたること，見捨てないことを伝える	"私たち診療チームはあなたがよくなるように努力し続けます" "今後も責任をもって診療にあたります" "ご希望があれば転院先を紹介します"	RE
患者の気持ちを支える言葉をかける	"大丈夫ですよ" "一緒にやっていきましょうね"	RE

S：場の設定　H：悪い知らせの伝え方　A：付加的情報　RE：情緒的サポート
文献1より転載

2 コミュニケーション技術研修会（CST）受講の勧め

- SHAREは日本緩和医療学会および日本サイコオンコロジー学会主催の**コミュニケーション技術研修会（CST）**で研修することができる[1]
- CSTを受講すると，2日間にわたって多くのSHAREプロトコールを用いたロールプレイを経験できる
- **SHARE修得により実際に患者の抑うつの軽減や医師への信頼感が高まる**ことが示されている[2]
- 自身の医療面接を他者に評価してもらう機会はなかなかないため，自分ではできているつもりでも実際にはできていないスキル，できてはいるがさらに向上可能なスキルもある
- CSTでは自身の改善の余地のある部分や気付いていなかった悪い癖を指摘してもらえる．また他の受講者のよい部分を自身のIC（informed consent：インフォームド・コンセント）に取り入れることも可能である

- ある程度経験年数のある医師であっても，CST参加により，多くの気付きを得られるため，がんにかかわるすべての医師にCSTへの参加を勧める

3 ICの実際〜NGとOK

▶ 生検の結果がんであったことを伝える場面

NG! 例1）ベッドサイドで患者一人の時に伝える

↳ なぜNG
- SHAREの「S：サポーティブな場の設定」を用いた「準備」「基本」「STEP1：面談を開始する」ができていない．他の患者もいる病室でBad newsを伝えるべきではないし，告知後の患者の感情やサポートにも配慮し，家族にも同席していただくべきである

NG! 例2）"結果はがんでした"といきなり生検結果を伝え，患者の反応を確認せずにそのまま話を続ける

↳ なぜNG
- SHAREの「準備」「基本」「STEP1：面談を開始する」を経ずにいきなり「STEP2：悪い知らせを伝える」からはじめている．衝撃的な内容であるため患者の心情に配慮した言葉を告知前後に挟んだ方がよい

OK!
STEP1 プライバシーの保たれる面談室を準備するとともに家族にも同席させたうえで伝える

STEP2 患者の心情に配慮したSHAREの「RE：安心感と情緒的サポート」を意識した言葉をかける

①告知前："結果を待っている間ご心配でしたよね""何かつらい症状は出てきていませんか？"など

②告知後：すぐに話を続けるのではなく，しばしの「沈黙」を挟み患者の感情表出を促し，"やはり驚かれましたよね""話を続けても大丈夫ですか？"などの言葉をかける

> ⚠ **Pitfall**
>
> ### 高齢患者の場合は子への病状説明も怠らない
>
> 高齢患者の場合は配偶者だけではなく,子への病状説明も怠らないよう気をつける."子どもには心配をかけたくないから詳しく知らせたくない"という患者もいるため配慮は必要であるが,きちんと説明したつもりでも高齢であれば理解できていない場合もあるし,病状悪化時に"そんな話は聞いていない!"と子から苦情がくる場合もあるからである.
>
> このようなトラブルを避けるため,家族には別途時間をとり"ご家族にも厳しいお話を聞いていただくのは理由があります.ご家族が厳しいお話を何も聞いていなければ,病状悪化時にご本人と一緒に驚かれてしまって,どうしたらいいかわからず家族として十分なサポートがしてあげられないこともあります.**事前に厳しいお話を聞いて心の準備をしていただくことで,病状悪化時にはご本人のサポートを最大限行っていただきたいのです**.つらい時一番ご本人の支えになるのはご家族ですから"などと伝えたうえで病状説明を行うとよい

文献

1) 「コミュニケーション技術研修会テキスト SHARE 3.1 版」(小室龍太郎,他/編),日本緩和医療学会・日本サイコオンコロジー学会,2015
2) Fujimori M, et al : Effect of communication skills training program for oncologists based on patient preferences for communication when receiving bad news: a randomized controlled trial. J Clin Oncol, 32 : 2166-2172, 2014

第6章 インフォームド・コンセントのNGとOK

2. Hope for the best, but prepare for the worst

Point

- ◆ Bad news を伝える際は「考え得る best（最良）を期待しつつ, worst（最悪）にも備える」という伝え方が望ましい
- ◆「安心のために備える」などの言い回しによって Bad news の切迫感や強制的な響きを軽減できる

1 Bad news の伝え方

- "Hope for the best, but prepare for the worst" は, 米国の緩和ケアの教科書に記載されている Bad news の伝え方である[1, 2]
- 人間は Bad news だけを伝達されても受け入れ難いものである. このため「考え得る best（最良）を期待しつつ worst（最悪）にも備える」という伝え方が望ましい
- これにより Bad news の衝撃を和らげ, 希望を残しつつ事態の悪化に対しても現実的な備えを促す
- Hope は Unrealistic hope（叶え難い非現実的な希望）より Realistic hope（叶えうる現実的な希望）が望ましい

2 IC の実際〜NGとOK

▶ 抗がん剤の中止が決定した患者に緩和ケアの準備を勧める場面

"抗がん剤を中止したらすぐに病状悪化する可能性が高いです. 緩和ケア病棟あるいは在宅医介入の準備を急がなければなりません"

↳ なぜNG

- 抗がん剤中止後すぐに病状悪化する場合も多く内容自体は事実である可能性が高い. しかし, 患者にとってはBad newsのみ

の伝達になっており衝撃や切迫感が強く受け入れ難い．実際には抗がん剤中止後もすぐには病状悪化を認めない場合もあるし，抗がん剤の中止による副作用の軽減や，緩和目的でのステロイドの開始などにより一時的ではあるがPSの改善を認めることもある

▶「しばらくがんが落ち着いてくれている」ことを叶え得るrealistic hopeとして伝え，これと同時に急な病状悪化の可能性については「安心のため備える」という伝え方をすることで，切迫感や強制的な響きを軽減する

"抗がん剤を中止してもしばらくがんが落ち着いてくれていたらいいですね．その間は今までとおりやりたいことをしていただけますが，がんが急に動き出すこともあるかもしれません．そのような状況を想像するのは怖いと思いますが，最善のサポートが受けられるよう事前にしっかり備えておけば安心ですから，緩和ケア病棟あるいは在宅医介入の準備も早めにしておきましょう"

⚠ Pitfall

Unrealistic hopeの功罪

Hopeとして「がんを根治したい」「特効薬が開発されないか」などUnrealistic hopeを患者がもつのが自然であり，医療者がこれに共感することも大切である．しかし医療者の側からUnrealistic hopeを伝えることには慎重であるべきである．医療者が安易に口に出すと患者や家族が実現可能と判断してUnrealistic hopeにすがり過ぎてしまい，Realistic hopeを見失ってしまう場合もある．このようなときはRealistic hopeに軌道修正しそれを支えることも重要である

文献

1)「A Practical Guide to Palliative Care」(Old JL, et al), p47-50, LIPPINCOTT WILLIAMS & WILKINS- a Wolters Klumer business, 2007
2) Back AL, et al：Palliative Oncologists: Hope for the best, and prepare for the worst. JAMA 138：439-443, 2003

第6章 インフォームド・コンセントのNGとOK

3. 家族が患者本人へのBad news伝達を拒否する時

Point

- ◆ 家族がBad news伝達を拒否する背景を聴取し共感したうえで患者自身の希望に目を向ける
- ◆ 患者に対して最善の対応を行うためにはBad newsも含めた正しい病状理解が必要であることを説明する

1 家族が患者へのBad news伝達を拒否したら

- 家族が患者本人へのBad newsの伝達を拒否する場合,その背景を探索する必要がある
- 患者には「知りたい権利」と「知りたくない権利」がある[1]ため,患者自身のBad newsの伝達への希望を確認する
- Bad newsの伝達をしなければ積極的治療・緩和ケアなどの**治療選択肢,その意義やリスクなどの説明ができず,最善の選択ができない可能性**を説明する
- Bad newsの伝達をせずに病状が悪化した場合,患者は**病状理解や心の備えがないため,より不安に陥る場合がある**ことを説明する
- 患者が自身の病状を悟った場合に表出される不安へ「嘘」で対応することは,**患者の求める真の支えにはならず患者が孤立する場合がある**ことを説明する

2 ICの実際〜NGとOK

▶ "病状が悪化していることを患者本人に告げないでほしい"と希望されている家族に対応する場面

NG!

"そうですね.ご本人が心配されないよう,病状が悪くなっていることは伝えないでおきましょう"

↳ なぜNG

- ▶ 患者本人がBad newsを知りたいかどうかの希望が確認されないまま、医師と家族のみでBad newsを伝達しないことが決定されている
- ▶ また、このまま病状悪化が続いた場合、以下のようなデメリットを患者が被る可能性がある

◆ Bad newsを伝えないことのデメリット

① 病状理解や心の備えがないまま症状が増悪するため、患者がより不安に陥る可能性がある

② 患者本人が病状悪化を悟り「死への不安」などが表出された場合、"悪くなっていないから大丈夫""きっとすぐよくなるよ"など事実と異なる励ましは患者の求める真の支えにはならず、患者を孤立させ医療者や家族への不信感を生む場合がある

③ 正しい病状理解がなければ、今後の治療選択肢・その意義やリスクなどの説明ができず、患者にとって最善の選択ができない可能性がある

④ 緩和ケア病棟は患者自身の病状理解が乏しい場合には受け入れができないため、終末期に良質な緩和ケアが受けられない可能性がある

OK! **STEP 1** まずはBad newsを伝えることへの家族の不安を聴取する。家族には"Bad newsを伝えることで患者を落ち込ませたくない"という気持ち以外にも**"落ち込んだ患者にどう接したらいいのかわからない"**という気持ちがある場合もある。このような場合、Bad news伝達後の患者とのかかわりについて家族の相談に乗ることも有用である

> 例
> ① "どうして伝えない方がいいと思われるのですか?"などと質問し、Bad newsを伝えることへの家族の不安を聴取する
> ② "確かにその点はご心配ですよね"などの言葉で共感する (SHAREのRE:第6章-1参照)
> ③ "ご本人が落ち込まれた場合の対応についてご心配であればよく相談しましょう"

STEP 2 前述の「Bad news を伝えないことのデメリット」を説明したうえで、例のように質問して、患者自身の希望に目を向けさせる

> 例
> ① "もしご自身が同じ立場だったら病状を正確に知りたくありませんか？"
> ② "ご本人はもしかしたら、怖くても病状を正確に知りたいと思われているのではないでしょうか？"

STEP 3 そのうえで、Bad news だけではなく現実的な希望も患者に同時に伝えること（第6章-2）や、告知によって落ち込んだ気持ちや今後への不安に対しても十分にサポートをすることを家族に説明する

> 例
> "ご本人には病状悪化のことだけをお伝えして終わりではなく、前向きな情報も同時にお伝えし、落ち込まれた気持ちや今後の不安へもご家族と一緒にサポートしていきます"

STEP 4 今後起こりうる病状変化や、それに対してどのようなサポートができるかについても患者へ事前に説明可能であるため、病状理解がないまま症状増悪があった場合と比べて**安心につながる**ことを家族に説明する

> 例
> "正しい病状を知らないままさらに病状が悪化すると、心の備えがないため余計に不安に陥ってしまいます。現在の病状をお伝えするだけではなく、今後起こりうる病状変化や、それに対してどのような対応が可能かについてもじっくり説明させていただきますので、病状理解がないまま症状悪化があった場合と比べて安心につながります"

STEP 5 何よりも、患者が正しく病状を理解することにより、今後「**嘘をつかない真に寄り添ったサポート**」が可能になると家族へ説明する

> 例
> "病状がさらに悪化すると、ご本人も悪くなっていることに気が付き『自分だけ本当のことを知らないのではないだろうか』という疑念や『自分は死ぬのだろうか』という不安を感じます。そのときにまで事実と異なる励ましをすることは、ご本人の求める真の支えにはなりません。正しく病状を理解することにより、今後は『嘘をつかない真に寄り添ったサポート』ができるため、結果的にはご本人もご家族も気持ちが楽に信頼し

合って過ごせます"

3 それでも患者本人へのBad newsの伝達を拒む家族にはどうするか?

- 本来は患者の意思が第一に優先されるべき[1]であるが,前述のようなプロセスを経ても患者へのBad newsの伝達を頑なに拒む家族もいる.このような場合,無理にBad newsの伝達を急げばトラブルになる場合もあるため,患者の病状進行や家族の受け入れに合わせて少しずつ可能な範囲で伝えることもある

- その過程のなかで患者や家族が病状進行を肌で感じると,家族も"これは隠せることではない""伝えないといけない"という気持ちになることも多い.また"少なくともまずは,今後の抗がん剤は逆に体の負担となるため,症状をとる治療に集中していく方がよいことだけは伝えましょう"などと,「これだけは」という部分を提示するなどし,全く何も伝えないという状況を避けることが望ましい

文献

1)「患者の権利に関するWMAリスボン宣言」,世界医師会(WMA),1981

第6章 インフォームド・コンセントのNGとOK

4. 生検やStaging中の病状悪化が懸念される場合

Point

- ◆ 初診時の病状によっては生検やStaging中の病状悪化が懸念され，患者・家族は不安を感じるため共感的対応が必要である
- ◆ 治療選択のためには生検やStagingが必須であり，検査結果を待つ時間は抗がん剤治療が可能な体力を維持できるかを判断するための待ち時間でもあると説明する

1 治療前の病状悪化が懸念される場合のIC

- 初診時の病状によっては生検やStaging施行中の病状悪化により治療開始を断念せざるを得ない場合がある
- このような場合"すぐに治療をしてくれず，検査をしている間に悪くなった"と思われないよう，事前に①〜④のような正しい病状理解を促すICが必要である
  ① がん治療は組織型やStageにより全く治療方針が異なる
  ② 正しい治療を選択しても不確実性があるため，不確実性を最小にするために**生検やStagingによる確定診断は必須**である
  ③ 生検やStagingには数週間を要する
  ④ **検査結果を待つ期間は，抗がん剤治療が可能な体力を維持できるかを判断するための待ち時間でもある**

2 ICの実際〜NGとOK

▶ 初診時に"今でもこんなにつらいのに，そんなに検査に時間がかかって大丈夫ですか？その間に悪くなって抗がん剤治療ができなくなったらどうするのですか？"と質問された場合

NG! "大丈夫ですよ. まずは検査をしないと治療がはじめられません"

なぜNG

- 患者の心配はもっともであり現実となる可能性もあるため, 安易に大丈夫と言えばあとでトラブルになる場合もある
- 患者の懸念への共感や, 懸念へ答える説明もなされていない

OK! **STEP 1** まずは患者の不安を受け止め共感する（SHAREのRE：第6章-1参照）

> 例 "確かに今もおつらそうですから, 検査中にもっと病状が悪くなることはご心配ですよね. 私もその点は確かに心配しております"

STEP 2 がん治療は組織型やStageにより治療方針が異なること, 正しい治療を選択しても不確実性があることを説明する（第6章-5参照）. このため治療方針の決定には生検やStagingが必須であり, これらの検査には数週間を要するが, 検査結果を待つ間に抗がん剤治療が可能な体力が維持できるかを確認する意味もあることを説明する

> 例 "抗がん剤治療は正しい治療を選んでも100％の効果がでる治療ではありません. また, がんのもつ顔つきや拡がり方によって全く治療方針も異なります"
> "このため, がんのもつ顔つきを調べる生検や拡がり方を調べる画像検査によって正しい診断と最適な治療方針を確定することが大前提です. これらの検査には数週間を要するため, その間は治療がはじまらず病気が悪化する不安や焦りもあるかと思います"
> "しかし抗がん剤治療は体力が必要な治療ですから, 万が一, 必須の検査結果を待っている間にも病状が悪くなってしまうような駆け足のがんであった場合は, 抗がん剤治療は逆に体の負担となるためやらない方がよいと判断されます. 検査結果を待つ期間は, 抗がん剤治療が可能な体力を維持できるかどうかを判断するための待ち時間でもあるのです"

> ⚠️ *Pitfall*
>
> **進行の非常に早いがんを疑う場合には特に注意**
>
> 患者から直接不安の表出や質問がない場合であっても，検査中の病状悪化が懸念される場合には本項を参考に IC し，患者と家族に正しい病状理解を促しておく．**画像所見や腫瘍マーカー（ProGRP・NSE）の上昇などから，進行の非常に早い小細胞肺がんや神経内分泌腫瘍（neuro-endocrine carcinoma：NEC）を疑う場合には特に注意が必要である．**このような疾患が疑われる場合には，可能な限り検査スケジュールを早め，病理医と相談し至急で所見をつけていただくなどの努力を怠らないことも重要である

第6章 インフォームド・コンセントのNGとOK

5. 抗がん剤治療を開始する時

Point

- ◆ 抗がん剤治療は可能性と不確実性を合わせもっている点を丁寧に説明する
- ◆ 患者の体力が低下した場合などは，緩和ケアがよりよい選択肢となることも治療開始時に説明しておく

1 抗がん剤治療開始時のIC

- 根治困難な場合は事前に必ず伝えておく
- エビデンスのある標準治療を行うことで，がんと上手に付き合える時間を延ばし，「娘の結婚式」などその時々のRealistic hope（叶えうる現実的な希望）を叶えられることを伝える
- 緩和ケアの併用についても治療開始時に説明する（**第1章-1, 2参照**）
- 「治療関連死を含めた合併症」「全員に効果がでるわけではないこと」など**抗がん剤の不確実性**についても説明し，これから行う治療がうまくいかなかった場合にどのようなサポートが可能なのかを説明する
- 抗がん剤治療は常にベストの選択肢ではなく，**エビデンスのある治療選択肢がない場合や，体力が低下した場合には緩和ケアがよりよい選択肢となる**ことも説明する（**第1章-3参照**）

2 ICの実際〜NGとOK

▶ 抗がん剤治療の開始に際して患者に概要を説明する場面

NG!
"抗がん剤でがんを治していきましょう．大丈夫，今は効果の高い抗がん剤を安全に使用できます"

↳なぜNG

- 根治困難な場合に安易に「治す」という言葉を用いれば，患者は治すことを目標としそれにすがってしまう．抗がん剤治療の目標は，がんと上手に付き合える時間を延ばし，「娘の結婚式」「孫の誕生」などその時々のRealistic hope（叶え得る現実的な希望）を叶えていくことである
- 「治す」という達成困難な目標にすがってしまうと，がんと上手に付き合えていても常に"まだ治らない"とネガティブに考えてしまい，Realistic hopeを見失ってしまう
- また合併症や奏効率など抗がん剤の不確実性についても必ず説明し，うまくいかない場合はどのようなサポートが可能なのかまで説明する必要がある

OK!

STEP 1 まず「治す」という言葉を用いずに「根治困難であること」「抗がん剤治療の目標」「診断時からの緩和ケアとその意義（**第1章 -1，2参照**）」について説明する

> 例　"現状ではがんを治すことは難しいですが，がんを小さくする抗がん剤治療と，がんの症状を取る緩和ケアを併用することで，がんと上手に付き合える時間を延ばし，その時々のさまざまなご希望を叶えていくことができます"

STEP 2 抗がん剤治療の不確実性についても説明し，うまくいかない場合の対応についても触れる

> 例　"命にかかわる稀なものも含め，副作用がないわけではありません．また残念ながら効果がでない人もいますが，うまくいかない場合は抗がん剤の量を調節したり他の薬に変更したりしながら，治療ともがんとも上手に付き合っていけるようサポートします"

STEP 3 将来抗がん剤よりも緩和ケアがよりよい選択となる可能性があることを伝える（**第1章 -3参照**）

> 例　"しかし抗がん剤は常にベストの選択肢ではありません．がんの症状が強く，体力が低下した時には抗がん剤は逆に体の負担となります．がんは自然の流れに任せて症状を和らげる緩和ケアに集中する方が体によい場合もあります"

STEP 4 「常に最善の方法を一緒に考えていく」ことを保証する

> 例：" このように，その時々でがんと上手に付き合うための最善の方法は違います．これからも一緒にあなたにとって一番の方法を相談していきましょう "

⚠ Pitfall

紹介の際に安易に「治る」という言葉を用いない

稀ではあるが " 手術困難なので抗がん剤で治してもらいましょう " と言われて外科から内科へ紹介される患者がいる．このような場合，内科で根治困難であることを聞くことによって " 治ると聞いて来たのに " と最初から医療者と患者との間にギャップが生じる可能性がある．紹介に際して安易に「治る」という言葉を用いないよう注意が必要である

6. 患者が標準治療以外の治療を希望する時

Point

- 患者が標準治療以外の治療を希望する理由や根本にある標準治療への不信・不安を傾聴する
- そのうえで標準治療は多くの人が恩恵を受けられることが科学的に証明された最善の治療であることを丁寧に説明する

1 標準治療以外の治療を希望する患者へのIC

- 患者が標準治療以外の治療を選択する理由を聴取し共感したうえで，標準治療は「多くの人が恩恵を受けられることが科学的に証明された現時点で最善の治療」であることを説明する
- 標準治療以外の治療は効果や安全性について，多くの人が恩恵を受けるかどうかの科学的証明が乏しく，**標準治療よりもさらに不確実性が増す**ことを説明する
- がんの治療に100点満点の治療はないため，どの治療を選択してもうまくいかず後悔する可能性は確かにあることを共感する
- そのうえで「**標準治療を選択した場合は現時点で最善の治療を受けての結果であるため，うまくいかなかった場合でも後悔は最も少ないのではないか？**」と提案する
- これらの説明を十分理解のうえで標準治療以外の治療を選択する場合には患者の意思を尊重する

2 ICの実際〜NGとOK

▶ エビデンスの乏しい治療を希望している患者へ対応する場面

"その治療はあまり効果が証明されていませんのでお勧めしません．われわれの治療が最も効果が高いです"

↳なぜNG

▶ 患者が標準治療以外の治療を選択する理由に迫れていない．患者の抗がん剤治療への不信や不安が根本にあることが多いため，**治療効果の比較だけではなく患者の不信や不安に答えられなければ患者の考えを変えられない**

OK!

STEP 1 まずは標準治療以外を希望する理由を確認し，その理由に共感しながら誤解があれば訂正する（SHAREのRE：第6章-1参照）

> 例
> ① "なぜ私たちがお勧めする治療ではなくその治療を希望するのか，よかったら教えてもらえませんか？"
> ② "その点で抗がん剤治療に不安をもたれ，副作用が少ないと宣伝されている○△療法を希望されているのですね．確かに抗がん剤には副作用がつらいイメージがありますからご心配でしょう．しかし私たちは，なぜ抗がん剤が標準治療として推奨されているのか，正しい情報を知っていただいたうえで後悔のない選択をしていただきたいと考えています．よろしければ抗がん剤治療についてもう少し詳しくお話させていただいてもよろしいでしょうか？"

STEP 2 次に，標準治療とそれ以外の治療の違いをわかりやすく説明する

> 例
> "われわれの標準治療にも副作用や効果の面で「合う・合わない」はありますが，多くの人が恩恵を受けることが科学的に証明されており，現時点で最善の治療と考えられています．それ以外の治療は効果や安全性について科学的証明が乏しく，われわれの治療よりも「合う・合わない」で言えば合わない確率が高くなります"

STEP 3 それでも患者が判断に悩んでいる場合は，**標準治療にも不確実性はあるが，その不確実性は最も少ないことを分かりやすく説明する**

> 例
> "がんの治療に100点満点の治療はないため，どの治療を選択してもうまくいかず後悔する可能性は確かにあります．ですので，どちらの後悔が自分にとって大きいのかを考えてみましょう"

> "標準治療で抗がん剤の強い副作用が出たり，効果がなかった場合には『抗がん剤なんてやらなければよかった．違う治療を探せばよかった』と後悔するかもしれません．一方で標準治療以外の治療を受けてうまくいかなかった場合には『やはり最善と勧められた標準治療をしておけばよかった』と後悔するかもしれません"
>
> "私であれば，最善と考えられている標準治療を受けてうまくいかなければそれは運命だと思えますが，標準治療以外を受けてうまくいかない場合には，より後悔が大きくなるのではないかと思います"

- この他にも，がん治療には不確実性のある選択肢のどちらかを選択しなければならない状況が多々ある．それぞれの選択肢がうまくいかなかった場合に起こりうる状況を想像し，「**どちらの後悔が自分にとってより大きいか**」を患者とともに考えることで答えがみつかる場合がある

⚠️ Pitfall

根本にある標準治療への不信や不安

標準治療以外の治療を勧めるさまざまな情報が溢れているが，そのなかで標準治療を優先するように患者に説明しているものは少なく，外来や商品発送だけの対応で患者に高額の経済負担を強いる場合も多い．このようなケースでは毒性のフォローアップや緩和ケアは行われず，ほとんどの場合前医に対応を丸投げしている．特に緩和ケアに責任をもたない点は患者にとって重大な損失となるため，そのような医療機関があることについて患者へ情報提供を行い，自分たちは十分な緩和ケアのサポートを行うと説明する．しかし標準治療以外を希望する患者には，抗がん剤治療など標準治療への不信や不安が根本にあることを忘れてはならない．患者の不信や不安に答えることなく標準治療を強く勧めても溝が深まるだけである

第6章 インフォームド・コンセントのNGとOK

7. 抗がん剤治療を中止し緩和ケアに集中していく時

Point

- ◆ 残されたレジメンが1～2Lineとなったら、抗がん剤中止を見据えた話し合いを開始する
- ◆ "もうできる治療はない"などの表現は避け、最善の治療選択肢として緩和ケアを患者に伝える

1 緩和ケアへのギアチェンジ

- 治療開始時から抗がん剤の不確実性（根治困難・治療関連死も含めた副作用・効果がないこともある）についても説明しておく（第1章-3、第6章-5参照）
- それゆえに**抗がん剤治療は常にベストの選択肢ではなく、将来的に緩和ケアがよりよい選択肢となる状況があることを早期から説明しておく**（第1章-3、第6章-5参照）
- **治療選択肢が残り少なくなったら（残りが1～2Line）その旨を伝え、抗がん剤が逆に体の負担となる時期に備えて「療養の場」などの話し合いを、緩和ケアチームやソーシャル・ワーカーなど多職種の介入のもとで開始する**
- その時期がきたら築いてきた信頼関係を前提に「その時点での**最善の治療選択肢**」として「ぶれなく」緩和ケアを提示し、「これからも緩和ケアであなたを支え続ける」ことを保証する
- このような過程を経ることで、患者にとって衝撃的な「**突然の緩和ケア**」「**もうできる治療がないので緩和ケア**」「**残念ながら緩和ケア**」を避ける

2 ICの実際～NGとOK

▶ 抗がん剤を中止し、緩和ケアに集中していくことを患者に伝える場面

NG! これまで病状の悪いことや緩和ケアについての情報提供がないまま，突然"抗がん剤は体力的にもう続けられません．もうできる治療はないので今後は残念ながら緩和ケアを行わなければなりません"と伝える

なぜNG

- かなり状態が悪くなるまで「病状が悪いこと」や「緩和ケアのこと」を一切伝えないまま抗がん剤が継続され，突然に"残念ながら今後は緩和ケアを"と切り出されるケースを時々みかけるが，患者が受ける衝撃や緩和ケアの調整に残された時間を考えても好ましくない
- 「もうできる治療はない」という表現も避ける．"**がん自体への積極的治療は体の負担となるためできないが，だからこそがんの苦痛に対しては最大限の治療やケアを積極的に行う**"ことが終末期の緩和ケアである

NG! PS改善の見込みがない患者に"一度ホスピスで体を休めて，また元気が出たらここへ戻ってきて抗がん剤をやりましょう"と伝える

なぜNG

- "ホスピスで元気が出たらまた抗がん剤を"のような声かけは，**実際にそれが目指せる状況でなければ安易に行うべきではない**．ホスピス転院後も「元気を出して前の病院に戻る」という達成困難な希望にすがってしまい，現実とのギャップが生じて達成可能な希望を見失ってしまうからである

OK! **STEP 1** 治療開始時から抗がん剤の不確実性についても説明し，それゆえに抗がん剤治療は常にベストの選択肢ではなく，将来的に緩和ケアがよりよい選択肢となる状況があると説明しておく（**第1章-3，第6章-5参照**）

> **例** "抗がん剤でがんと上手に付き合ってその時々の希望を叶えていけるよう最大限サポートします．しかし抗がん剤には稀な命にかかわる副作用も含め体への負担がないわけではありません．このため今後の体力や病状によっては抗がん剤の効果がなくなり体への負担だけをかけることもあります．このような場合にはがんは自然経過に任せて，症状をコントロールする緩和ケアに集中する方がよりよい選択となります．その時々でがんと上手に付き合うための最善の方法は異なるので，その都度一緒に相談して体にとって最善の方法を選んでいきましょう"

STEP❷ 残されたレジメンが1〜2Lineとなったらそのことを伝え，抗がん剤が逆に体の負担となる時期に備えて話し合いを開始する

> **例** "現在の治療の効果がなかった場合には，がんと上手に付き合える期間を延ばすことが証明された次の治療がないのが現状です．その場合には抗がん剤は逆に体の負担となってしまうので，がんとの付き合い方を変えて，がんの自然な経過に合わせて症状をとっていく緩和ケアを集中して行います"
> "もちろん現在の治療でうんと長くがんが落ち着いてくれることを期待したいのですが，体力によっては次の治療は療養を中心とした治療になるので，その時に備えてどこで療養するかなども一緒に考えていきましょう"

STEP❸ STEP❶，❷のような過程を経て，抗がん剤中止時には主治医として緩和ケアが現時点での最善の治療選択であると伝え「これからも緩和ケアで患者を支え続ける」ことを保証する

> **例** "今のあなたにとって抗がん剤は逆に体の負担となり，最善の選択ではありません．以前からお話ししていたとおり，抗がん剤が体に負担となる今の状況では，がんは自然な経過に任せ，つらい症状を取り除く緩和ケアに集中する方がよりよい選択となります．私はあなたにとって一番の方法をずっと考えてきましたが，今のあなたにとっては緩和ケアが最もよい選択です．これからも私が緩和ケアであなたを支えていきます"

- 終末期に患者や家族の病状受け入れが悪いケースに時々遭遇するが，多くの場合はSTEP❶〜❸のようなプロセスにより段階的に受容を進めれば回避できると考えられる

- 初診時から抗がん剤が施行困難で，緩和ケアがよりよい選択となる場合にも STEP ❸ のような説明が望ましい．ただし初診時には事前の緩和ケアへの理解や患者との信頼関係がない状態で「突然の緩和ケア」となる可能性が高いため，より患者の心情に配慮したICが求められる

> **⚠ Pitfall**
>
> **「残念ながら」は冷たく響く場合がある**
>
> 「残念ながら」は医療者がBad newsを伝える際に比較的用いられやすい表現と考えられる．しかし"**残念ながら緩和ケアをしなければなりません**"と言われるよりも，"**緩和ケアが今のあなたにとって最善の方法です**"と言われた方が患者にとっては受け入れやすい．そうであっても当然「残念な気持ち」は患者に生じるため，"でも，今まで頑張ってこられた抗がん剤を中止するのは残念ですよね"のように，共感する言葉（SHAREのRE：第6章-1参照）として「残念」を用いる方が望ましい

8. 緩和ケアに対する誤解を解く

Point
- 「緩和ケア＝終末期・ホスピス・無治療」という誤解をもつ患者も多い
- 現在では「苦痛を取り除く治療」として早期から緩和ケアが取り入れられている点を患者に説明する
- 第1章-1も参照

1 緩和ケアに対する正しい理解

- 緩和ケアは「治療は何もしない」のではなく、「苦痛を取り除くための最大限の治療やケアを積極的に行う」ことである
- 緩和ケアは終末期にのみ提供されるものではなく、がん診断後はいつでもどこでも治療と並行して提供される
- 早期からの緩和ケア介入により、がん患者のQOLの向上や抑うつの改善のみならず**寿命の延長**が示されている[1]
- 患者だけではなく家族や遺族も緩和ケアの対象である
- 痛みだけではなくその他の身体的問題、心理社会的問題、スピリチュアルな問題など**全人的苦痛（Total pain）**が緩和ケアの対象である

2 ICの実際～NGとOK

▶ "緩和ケアって末期にホスピスで、治療は何もせず痛みのケアをしながらゆっくり過ごすことですよね？" と患者に問われた場面

"そうです．ですから今はまだあなたには必要ありませんよ．心配しないでください"

↳ なぜNG

▶ 緩和ケアはがんと診断されてからどの時期においても必要とされ，苦痛緩和のための治療が積極的に行われる

▶「苦痛を取り除くための最大限の治療やケアを積極的に行うこと」が緩和ケアであることを，早期から緩和ケアを併用する意義（**第1章-1参照**）とともに説明する

> 例 "そのような印象をもたれている方が多いですが実際には，緩和ケアは早期から抗がん剤治療と併用することで，生活の質をあげたり，気持ちの落ち込みを防いだり，がんと上手に付き合える時間を延ばしたりできることがわかっています"
>
> "何も治療をしないのではなく，むしろがんによるさまざまな苦痛を取り除くための最大限の治療を早期から積極的に行うのが緩和ケアです．この病院でも多職種で緩和ケアにかかわって，体や心のさまざまな問題・社会的問題にも対応しますので，より安心して抗がん剤治療を受けていただくことができます"
>
> "また，ご家族のサポートも可能ですので，よろしければ緩和ケアチームの○△さんのお話を聞いてみませんか？"

⚠ Pitfall

"緩和ケアはまだ必要ありません"は誤り

現在でも患者から緩和ケアについての質問が出た際に"まだ必要ありません"と返答する医師がいるが，これはもちろん「早期からの緩和ケア」の観点からは誤りである．また，患者の方から緩和ケアについて質問が出た場合は，緩和ケアに対する正しい理解を進めてもらうだけではなく，こちらからは切り出しにくい「病状悪化時の療養の場」や「急変時の対応」などについてadvance care planning（ACP）を行うチャンスだととらえるべきである（**第6章-15参照**）

文献

1) Temel JS, et al：Early palliative care for patients with metastatic non-small-cell lung cancer. N Engl J Med, 363：733-742, 2010

第6章 インフォームド・コンセントのNGとOK

9. オピオイドに対する誤解を解く

Point

- ◆「オピオイド＝依存症・終末期」などと誤解している患者も多い
- ◆オピオイドの適正使用によりがん患者のQOLを改善し日常生活を維持できることを正しく説明する

1 オピオイドに対する正しい理解

- オピオイドはがん終末期にホスピスでのみ用いるものではなく適応があれば**がん治療と並行して早期から積極的**に用いる
- オピオイドは米国では広く用いられておりオキシコドンは抜歯後の鎮痛薬としても処方される
- 痛みとバランスをとって増量していけば**オピオイド依存を起こすことはほぼない**
- オピオイド使用中は車の運転は避ける必要があるが，**日常生活や抗がん剤治療と問題なく両立が可能**である
- オピオイドを正しく用いれば**寿命に影響することはなく**[1,2]，呼吸や意識に影響を与えず除痛が可能である

2 ICの実際〜NGとOK

▶ "麻薬は使いたくない"と患者から言われた場面

"確かに麻薬はできるだけ使わない方がいいですね．今のお薬での調整を続けましょう"

↳ なぜNG

▶ 患者がなぜオピオイドを使いたくないのかを知り，その不安を解消できるようオピオイドに対する正しい情報提供を行う必要がある．適応があれば積極的に早期からオピオイドを導

入した方が患者のQOL改善につながるため、"麻薬はできるだけ使わない方がよい"という説明は避ける

STEP 1 まずは患者が麻薬を使いたくない理由を問い，その理由に共感しながらも誤解があれば訂正する（SHAREのRE：第6章-1参照）

> 例
> ① "よろしければ麻薬を使いたくない理由を教えていただけませんか？"
> ② "その点で麻薬を使うことがご心配なのですね"

STEP 2 そのうえで薬剤としてのオピオイドについて説明する

> 例
> "麻薬というと言葉の響きが悪いので，末期に眠らせるために使うのではないか？ 依存症になったり寿命が縮んだりするのではないか？ など心配に思われる方も多いのですが，あくまでお薬としての麻薬です．正しく使用すれば依存症になったり寿命に影響することはありません"
> "またアメリカでは抜歯の後などがん以外の痛みにも広く使用されており，車の運転を除けば日常生活との両立も十分可能です．痛みを我慢すると体力を消耗して気持ちも滅入ってしまいます．我慢せずに麻薬を早期から調節することで，がんとも痛みとも上手に付き合っていけるようになります"

⚠ Pitfall

近親者のオピオイド使用歴がネガティブイメージにつながる

"母親ががんで亡くなった際に最期の最期でモルヒネを使いそのまま旅立った"など，近親者のオピオイド使用時のネガティブイメージによってオピオイドへの抵抗感が生まれているケースが多い．このような場合"その当時と比べ早期から安全に麻薬を導入可能となり，今ではがんと上手に付き合っていくための有効な手段となっている"ことを説明する．しかしよく聴取すると意外にも最近の経験である場合もあるため，他医の批判とならないよう注意しながらも，オピオイドに対する正しい情報提供を行う必要がある

文献

1) Bercovitch M, et al : High dose morphine use in the hospice setting. A database survey of patient characteristics and effect on life expectancy. Cancer, 86 : 871-877, 1999
2) Morita T, et al : Effects of high dose opioids and sedatives on survival in terminally ill cancer patients. J Pain Symptom Manage, 21 : 282-289, 2001

第6章 インフォームド・コンセントのNGとOK

10. ホスピスに対する誤解を解く

Point

- ◆「ホスピス＝無治療・最期」と誤解している患者も多く，医師の不適切なICによっても誤解が助長されている
- ◆ホスピスは，がんの苦痛に対しては最大限の治療やケアを積極的に行い，病院で過ごすよりも終末期患者のQOLを高めることができる「緩和ケアのための最善の環境」であることを正しく伝える必要がある

1 ホスピスに対する正しい理解

- ホスピスは何も治療をしない場所ではなく，がん自体への積極的治療は行わないが，**がんの苦痛に対しては最大限の治療やケアを積極的に行う場所**である
- ホスピスにおける終末期患者のQOLは在宅緩和ケアには及ばないものの病院と比較して有意に高い[1]
- ホスピスにおいて患者が体の苦痛なく過ごせた実感は病院と比較して有意に高い[1]
- 面会に際して時間や年齢の制限がないなどホスピスには療養環境面でのメリットも多く，緩和ケアのための「最善の環境」である
- 保険診療施設であり病院と比べて経済的負担が大きいわけではない

2 ICの実際〜NGとOK

▶ ホスピス転院前の患者から"ホスピスに行ったらもう何も治療はしないのですよね？ このまま最期までこの病院に通いたいです""ホスピスに入ったらもう最期だと思うから転院したくないのです"などと言われた場合

> **NG!** "残念ながらこの病院ではもうできる治療はありませんので，ホスピスへは転院していただかなくてはなりません"

なぜNG

- 終末期の緩和ケアは「がん自体への積極的治療は体の負担となるためできないが，だからこそがんの苦痛に対しては最大限の治療やケアを積極的に行う」ことであり，そのための専門病棟がホスピスである．すなわちホスピスは何も治療をしない場所ではなく，苦痛緩和のための治療はこれまで以上に充実するため，**病院と比較して患者の苦痛が軽減しQOLが上昇することが示されている**[1]

- ホスピスによって多少ポリシーは異なるが，多くのホスピスでは「**面会時間や付き添い人数の制限なし**」「**小さな子どもやペットの面会・付き添い可**」「**許可が出れば飲酒可**」「**病棟や病室の環境・緩和薬剤やケアなどの充実**」などのメリットがある．このためホスピスは「もう病院でできる治療がないため残念ながら転院する場所」ではなく「**病院と比べてよりよい緩和ケアを受けることができる最善の場所**」であるとポジティブに説明することが重要である

- 「このまま最期までこの病院に通いたい」「ホスピスに入ったらもう最期だと思うから転院したくない」という希望に沿うことは，大学病院やがんセンターでは病床管理上困難であろうが「この病院ではもうできる治療はなく，緩和ケアだけを目的とした長期入院はできません」というだけでは患者は突き放されたように感じてしまう

- それでも現在の病院への通院を希望する場合やホスピスへの転院に抵抗感がある場合には，病床管理上可能であれば緩和ケアチームの介入などサポートを強化したうえでの入院継続や，在宅緩和ケアを導入したうえで外来通院可能な間は併診する方法などを検討する

- 病状や転院についての患者の不安を受け止めて共感したうえで「ホスピスは今のあなたにとって，病院と比べてよりよい治療やケアが可能となる最善の環境であること」「ホスピスに

入ったら最期というわけではなく，**安定していれば外出・外泊はもちろん一時退院も可能であること**」「**万が一病状悪化があった場合でも，病院と比べて質の高い緩和ケアが可能なため安心であること**」を説明する

> 例 "ホスピスではがんを小さくする治療は行いませんが，がんのつらい症状を取る治療やケアはむしろ病院よりも充実します．ホスピスでは面会時間や付き添い人数の制限がなかったり，小さなお子様やペットもお部屋に入れますし，体がつらくても介助でお風呂に入れる機械もあります．病室の環境もよくケアも大変充実しますし，お酒が好きな方は許可できる場合もあります．皆さんが『もっと早くここへ来たらよかった』とおっしゃいますよ"
>
> "ホスピスに入ったら最期というわけではなく，安定していれば外出・外泊はもちろん一時退院される患者さんもいらっしゃいます．万が一病気の症状が強くなった場合でも，病院と比べて質の高い緩和ケアを受けることができるため安心です．確かにこれまでと方針や病院が変わることは大変心配だと思いますが，ホスピスは今のあなたにとって病院と比べてよりよい治療やケアが可能となる最善の環境だと思います"

3 ホスピスにBad newsの伝達や状態悪化時の対応を丸投げしない

- ホスピス面談時までには患者や家族に後述の点を最低限理解しておいてもらう必要がある

> ①抗がん剤が逆に体の負担となる状況であり**今後は緩和ケアが望ましいこと**
> ②ホスピスは緩和ケアのための専門病棟であるため**抗がん剤治療は行わないが，がんの苦痛をとるための治療やケアは病院より充実すること**
> ③ホスピスでは急変時には体の負担となるだけで効果のない心臓マッサージや気管挿管などの**延命処置は行わず，苦痛を最大限にとりながらご家族の温もりのなかで自然な経過を見守ること**（第6章-15参照）

- しかしなかには自分の病状すらあまり理解できておらず「ここ

を受診して話を聞いてくるように言われたので来ました」という患者もいる
  ▶ 以前と比較してこのようなケースは減ってはきているが、**Bad newsの伝達を緩和ケア従事者に丸投げするような姿勢は止めるべきである**．診療情報提供書には，治療経過だけではなく**ICの内容や患者・家族の受け入れの状況，ICできていない部分があるのであればその内容**まで記載することが望ましい
- 通常ホスピスは緊急入院の対応を行っていない．このためホスピスのベッドが空くまでに患者の状態が悪化した場合には，たとえ**紹介後であっても転院可能となるまでは責任をもって前医で対応する**

文献
1) Kinoshita H, et al : Place of death and the differences in patient quality of death and dying and caregiver burden. J Clin Oncol, 33 : 357-363, 2015

第6章 インフォームド・コンセントのNGとOK

11. 在宅緩和ケアへの理解を進める

Point

- ◆ 在宅緩和ケアにより終末期のQOLが病院やホスピスと比較して有意に高まることが示されている[1]
- ◆ 退院後の療養計画や在宅での苦痛緩和が困難となった場合の対応についても，多職種退院前カンファレンスで事前に患者・家族・在宅医療従事者と話し合っておく

1 在宅緩和ケアに対する正しい理解

- 在宅緩和ケア患者の終末期のQOLは病院やホスピスと比較して有意に高い[1]
- 在宅緩和ケア患者が体の苦痛なく過ごせた実感は病院と比較して有意に高い[1]
- **ソーシャル・ワーカーの介入**により在宅医や訪問看護などの選定・介護保険を用いた在宅環境調整を進め，病院・在宅双方の**多職種退院前カンファレンス**により退院後の療養計画を話し合う
- 不可逆的な急変の場合は救急車を呼ばず，自宅で在宅医による苦痛緩和や延命処置を行わない自然な看取りが行われる

2 ICの実際～NGとOK

▶ 在宅移行前の患者に"自宅で急な病状悪化があった時には救急車で病院へ来たらいいのですよね？"と質問された場面

"そのような状況では病院へ来てもできる治療がありません．在宅の先生に連絡をして下さい"

↳ なぜNG

▶ 患者の不安に対して突き放すような言い方になってしまって

いる．「病院でできる治療がない」という言い方ではなく「その時点で必要な**苦痛緩和の治療は在宅でも病院同様に可能であるため，病院へ来る方が負担となり，在宅の方がよりよい環境で治療ができる**」ことを説明する
- どうしても在宅で苦痛緩和が困難となった場合の対応についても，多職種退院前カンファレンスで事前に患者・家族・在宅医療従事者と話し合っておく必要がある

- 「苦痛緩和の治療は在宅でも病院同様に可能である」ことを説明する

> 例 "苦痛を緩和する処置は在宅医でも病院同様に可能であるため，状態悪化時には病院へ来る方がかえって体の負担になったり，自宅の方がよりよい環境で治療ができる可能性があります．このため「在宅緩和ケアは自宅に入院していること」と考えて，状態悪化時にも在宅医が対応します．しかしどうしてもご自宅で苦痛が緩和されない場合には在宅医と相談されたうえで，もちろん病院へ来ていただいても構いません．ただし病院も緩和ケアに対して万全の対応ができる専門施設ではありませんので，ご自宅での療養継続がご不安な場合は病院より良質の緩和ケアを受けるためにホスピスへ移っていただくことができるよう，事前にホスピスの見学や面談を受けることもお勧めします"

3 事前に在宅医と使用薬剤や急変時対応について相談しておく

- せっかく在宅移行前に疼痛コントロールをつけても，その薬剤が在宅医では採用されていない場合もある．また在宅医によって看取りまで対応可能かどうかも異なる．このため**退院前カンファレンスなどで使用薬剤や急変時の対応について在宅医と事前に相談することが重要である**
- 緩和ケア従事者にBad newsの伝達を丸投げするような姿勢は止めるべきである（第6章-10参照）．**在宅移行前に現在の病状や急変時の対応について患者や家族と十分話し合い，その結果を在宅医へ申し送るべきである**

文献
1) Kinoshita H, et al：Place of death and the differences in patient quality of death and dying and caregiver burden. J Clin Oncol. 33：357-363, 2015

12. 持続的鎮静に対する誤解を解く

Point

- ◆ 鎮静薬の使用は寿命に影響しないことが過去の研究で示されている[1〜3]
- ◆ 寿命は病気が決め，鎮静薬はそれまでの苦痛をとる治療であることを説明する

1 鎮静薬へのよくある誤解を解くために

- "鎮静薬により呼吸抑制をきたし寿命に影響する場合がある"との説明は誤りである
- 「寿命に影響する」と聞けば患者や家族は鎮静薬の使用を躊躇し，鎮静薬使用後すぐに寿命がきた場合には家族に後悔が残る場合もある
- 実際には「鎮静薬の使用は寿命に影響しない」ことが過去の研究で示されている[1〜3]
- これらからは「寿命は病気が決めること」「鎮静薬は苦痛をとる治療であること」を説明すべきである

2 ICの実際〜NGとOK

▶ 患者や家族から"持続的鎮静をすると寿命が短くなることはありますか？"と質問された場合

"鎮静薬には呼吸抑制の副作用がありますから，寿命に影響することもあります．しかし今はつらい症状をとることが最優先されるべきではないでしょうか"

↳ なぜNG
▶ 「寿命に影響する」と聞けば患者や家族は鎮静薬の使用を躊躇

し，あとで後悔が残る場合もある

▶ 実際には鎮静剤使用は寿命に影響しないと過去の研究で示されている[1〜3]ため，下記の**例**のように鎮静薬は病気が決める寿命までの苦痛をとる治療であることを説明する

> **例** "寿命は病気が決めます．鎮静薬を開始してから寿命がくるまでの時間はさまざまでしょうが，鎮静薬は病気が決める運命の時までの苦痛をとる治療です．手術で麻酔をかければお腹を切っても痛くないですし，寿命には影響しないのと同じです．これまでの研究でも鎮静薬は寿命には影響しないことが示されていますので安心してください"

3 家族に後悔が残らないようにするために

- 実際には鎮静開始後すぐに息を引きとられることも多いが，「鎮静薬が寿命を縮めるかもしれない」とICされていると，家族は「やはり鎮静薬を注射したから死期を早めた」との印象を強くもち，後悔が残る可能性がある
- 「病気自体の寿命が迫ってきていること」「寿命がすぐに訪れるのか，しばらく小康状態が続くのかはわからないが，**鎮静薬は寿命へは影響せず，病気が決める運命の時間までを楽に過ごすための治療であること**」をICし，鎮静開始後すぐに息を引きとられた場合でも"**一番つらい時間の苦痛をとってあげることができてよかった**"と思ってもらえるようにする

文献

1) Maeda I, et al：Effect of continuous deep sedation on survival in patients with advanced cancer (J-Proval)：a propensity score-weighted analysis of a prospective cohort study. Lancet Oncol, 17：115-122, 2016

2) Maltoni M, et al：Palliative sedation in end-of-life care and survival：a systematic review. J Clin Oncol, 30：1378-1383, 2012

3) Morita T, et al：Effects of high dose opioids and sedatives on survival in terminally ill cancer patients. J Pain Symptom Manage, 21：282-289, 2001

第6章 インフォームド・コンセントのNGとOK

13. 終末期の検査や輸液に対する誤解を解く

Point

- ◆ まずは検査や輸液を求める患者・家族の思いに共感しながら，逆に検査が体の負担となることや点滴により症状が増悪する可能性について丁寧に説明する
- ◆ 患者や家族の希望が強ければ，現状把握のための検査や，負担にならない程度の点滴を行うなど臨機応変に対応する

1 終末期の検査・輸液のあり方

- 終末期の点滴は脱水の改善にはつながらず，逆に胸腹水・痰・消化液・浮腫を増加させて苦痛を増すため，減量・中止が必要である[1]
- 終末期の検査や処置はその意義よりも体への負担の方が大きい場合が多いため適応を慎重に検討するが，検査を行わない場合には**「検査よりも患者の訴えを重視し苦痛緩和に対しては最大限の治療を行うこと」**を保証する
- "痩せてきているのに検査も点滴もしてくれない！"と思われないよう患者や家族の心情に配慮した十分な説明が必要となる

2 ICの実際〜NGとOK

▶ 家族から"食べられなくなって痩せてきているのに点滴を増やさなくていいのですか？ 胃カメラをして原因を確かめてください"と言われた場面

NG! "この時期の点滴や検査は意味がありません．ご本人の症状がなければ様子をみるしかありません"

↳ なぜNG

- ▶ 「点滴や検査は意味がない」「様子をみるしかない」とだけ言われると，患者や家族は見放されたように感じる．患者や家族の不安を受け止めたうえで，逆に検査は体の負担となり点滴により腹水などを増加させ苦痛が増してしまうことを説明する必要がある

STEP 1 まずは家族の不安に対して共感する（SHAREのRE：第6章 -1参照）

> 例 "食べられなくなって痩せてきているので，さぞご心配でしょう"

STEP 2 点滴に関しては，点滴が苦痛緩和にはつながらず逆に症状増悪のリスクとなることをわかりやすく説明する

> 例 "痩せてきている原因はがんに栄養がとられているからなのです．食欲が落ちているのはこれ以上がんに栄養をとられないための体の防衛反応ですから，無理して食べてもがんを勢いづかせて余計に痩せてしまうことになります．点滴の水分も体を潤すことには使われず，息苦しさの原因となる胸水や痰，吐き気の原因となる消化液，お腹の張りの原因となる腹水，全身のむくみなど，がんによる悪いお水を増やし余計に苦しい症状が増えてしまいます．痩せていくご本人をみるのはつらいですが，これはがんの自然な経過ですので必要以上に点滴をせず，自然に任せた方が楽な状態を維持できることがわかっています．点滴の針が血管になかなか入らなくなってきたら，体が『これ以上水分を入れないで』とサインを出していると考えましょう"

STEP 3 検査に関しては，終末期において検査は負担となる一方で治療方針決定の指標にはならないこと，**検査よりも患者の訴えを重視することで苦痛緩和に対しては十分な治療が可能であることを説明する**

> 例 "今は病気の進行を止める治療ではなく苦しみを抑える治療をしていますので，頑張って検査をしてもその結果で治療方針が変わることはありません．逆に今の状態では採血にも時間がかかり，CTや胃カメラのために検査室へ移動するだけでも大変負担になります．これまではがんの大きさや腫瘍マーカーの上がり下がりなど検査結果を指標に治療をしてきましたが，これからは『今日はここの痛みが出てきた』『この薬がよく効いた』

のような,ご本人の訴えをこれまで以上によく聞き,それを指標に苦痛緩和に対しては最大限の治療をしていきます"

3 それでも患者や家族が点滴や検査を強く希望する場合は？

- 患者や家族の検査や点滴へのこだわりや希望が強い場合は,患者の負担にならない程度に現状把握のための検査や点滴を行うことも考慮する
- ルートキープが困難な場合には生理食塩水500mLなどを1日1回1mL/分までの速度で皮下輸液することも可能である.また一部の抗菌薬なども皮下投与が可能であり,**皮下輸液法はルートキープ困難時の有用な選択肢のひとつと考えられる**[1]

文献

1)「終末期がん患者の輸液療法に関するガイドライン2013年版」(日本緩和医療学会/編), pp41-43, pp48-49, 金原出版, 2013

14. 予後について伝える

Point

◆ 患者には「知りたい権利」と「知りたくない権利」がある[1]ため,予後を知るメリット・デメリットを伝えたうえで予後告知希望を確認する

◆ MSTや5年生存率を指標とした予後告知は,抗がん剤の効果や寿命への具体的なイメージをもてるメリットがある反面で断定的に響くため,幅のある期間や目標にしているイベントで予後を表現することも有用である

1 予後告知の実際

1) 予後告知のメリットとデメリット

- 患者には「知りたい権利」と「知りたくない権利」がある[1]ため,次のような予後を知るメリット・デメリットを伝えたうえで予後告知希望を確認する
- 予後を知るメリットは「おおよその目安としての寿命を知ることで自身や家族のためやり残しのないよう人生計画ができる」ことである
- 予後を知るデメリットは「予想より予後が短くショックを受け,治療への気持ちが萎えてしまう」「あくまで平均であるのに○カ月,○年という数字にこだわってしまう」などである

2) MSTや5年生存率を用いない予後の伝え方

- 「○カ月」「○％」という数値での予後告知は断定的に響くため,下記の表現を用いて予後を伝える場合もある
  ① 「夏休み」「秋頃」のような**幅のある期間で予後を表現**する
  ② 「家族旅行は是非いってほしい」「お元気が維持できていたらよい」などのように**希望も残す表現**を入れる(第6章-2参照)
  ③ 直接「寿命」という言葉を用いず**「体力的に難しい」**などの表

現を用いる
- これらの表現を用いることで,断定的な響きを避けながらも患者は寿命についてのイメージをもつことができる

> **例**
> ① "夏休みの家族旅行は是非いってほしいのですが,この治療の効果があまりなければ体力的に難しくなってくる可能性があります"
> ② "秋頃にもお元気が維持できていたらよいのですが,ここのところがんが少しずつ勢いづいてきているので,お孫さんの運動会を見に行くことが体力的に難しくなる可能性もあります"

2 ICの実際〜NGとOK

▶ "私はあとどのくらい生きられるのでしょうか?"と患者から質問を受けた場面

NG! "厳しいお話になりますが,同じ状況の方の5年生存率は20%となります"

↳ なぜNG

- ▶ **予後については質問を受けても即座に答えるべきではない**.患者の不安の表出として「あとどのくらい生きられるのか?」という言葉が出てくることもあり,このような場合は**「予後を知りたいと思う理由」を問う**ことで患者の根本にある不安へ対応できる場合もある
- ▶ また患者が予後を知りたい場合にも,一度「予後を知るメリット・デメリット」を伝えたうえで,それでも本当に予後を知りたいかどうかを再度確認するべきである
- ▶ MSTや5年生存率を指標として予後告知を行う場合は「あくまで多くの人の平均であり患者自身の寿命を言い当てるものではないこと」を強調し,後述のOK例(STEP ❸)のように希望も残した予後告知を行う
- ▶ MSTや5年生存率を指標とした予後告知は,抗がん剤の効果や寿命への具体的なイメージをもてるメリットがある反面で

断定的に響くため，幅のある期間で予後を表現することも考慮する
- 上記のような理由でMSTや5年生存率を指標とした予後告知には賛否があるが，なかには断定的な数値での告知を好む患者もいる．大切なのは一律な告知ではなく患者に合わせて告知方法を変え，告知後の感情に配慮することである

OK!

STEP 1 まずは，患者の根本にある不安の表出を促しサポーティブに対応する．根本にあるのは"急に症状が強くなったので寿命が迫っているのではないかと心配になった"など症状の変化に基づく不安のこともあれば，"娘の結婚式が決まりどうしてもそこまでは生きていたいので"など希望実現が可能かどうかの不安のこともある

> **例** "どのくらい生きられるのかがご心配なのですね？ どうして急にそのことが心配になったのですか？"

STEP 2 予後告知希望があっても即座に返答するのではなく，予後を知るメリット・デメリットを伝えたうえで予後告知希望を再確認する

> **例** "おおよその目安としての寿命を知ることで自身や家族のためやり残しのないよう人生計画を立てることができます．しかし，逆に予想より寿命が短ければショックを受け治療への気持ちが萎えてしまったり，多くの人の平均寿命であるのにその数字にこだわってしまうこともあります"
> "このように寿命を知ることにはメリットもデメリットもありますが，本当に今日お知りになりたいですか？ 少し考えていただいて後日お伝えすることもできますし，ご家族だけにお伝えすることもできます"

STEP 3 予後告知希望を確認できた場合も，**例**①のように**寿命はあくまで多くの人の平均の数値であり，患者自身の寿命を言い当てるものではない**ことを強調し，「Hope for the best, but prepare for the worst（**第6章-2参照**）」に則り希望も残した予後告知を行う．また**例**②のように期間に幅をもたせた表現を用いて断定的な響きを避けることも有用である

> **例**
>
> ① "抗がん剤治療をせず緩和ケアのみを行った場合は平均で○カ月くらいの寿命が想定されます．抗がん剤治療を行えば△カ月くらいまで平均の寿命を延ばせることが分かっています．ただし，あくまでこれは多くの人の平均でありあなた自身の寿命を言い当てるものではありません．また抗がん剤をしなくても，抗がん剤をした時と同じくらいがんがのんびりしてくれていることもあれば，抗がん剤をしてもがんのたちが悪ければ抗がん剤をしない時と同じくらいの寿命になることもあります．
> ですので，あくまで平均寿命は『万が一のためこの時期までには仕事の整理をしよう』『その頃までにやりたいことはできるだけやっておこう』という1つの目安として考え，実際には『寿命は○カ月と言われてやり残しのないようにやってきたけど，気付いたら○カ月を過ぎたのにまだがんがのんびりしてくれているね』と言えるよう一緒に治療をしていきましょう"
>
> ② "半年後の娘さんの結婚式にはお元気が維持できていると思います．是非お孫さんの誕生もと思うのですが，今後の治療効果によっては難しい場合もあるかもしれません．しかしできるだけがんと上手に付き合える時間を延ばして希望を叶えるためにサポートします．その時々の目標を立て1つひとつ叶えていくことで季節や年を紡いでいきましょう"

!)Pitfall

予後も患者の希望も変化する

- "怖いから予後を知りたくない" と言っていた患者が経過とともに予後を知りたいと思うようになることもある．また病状の悪化などにより予後の見込みを修正しなければならない場合もある．このため予後告知や予後告知希望の確認は一度きりではなく，必要があれば複数回の話し合いをもつことが大切である
- また，本人が予後告知を希望せず病状悪化があった場合に家族の病状理解が乏しいと "なんで治療をしたのに悪くなっているのだ！" と家族から苦情がくることがある．**第6章-1のPitfall**を参考にし，家族へは心の準備のため，また病状悪化時に患者への最大限のサポートが可能となるよう，事前に十分な病状説明を行っておくことが望ましい

3 Palliative Prognostic Index (PPI)

- 終末期の予後予測には**表1**に示されるPalliative Prognostic Index (PPI) を用いる
- PPIの算出に用いるPalliative Performance Scale (PPS) は**表2**に示される
- PPI＞6の場合に患者が3週間以内に死亡する確率は感度80％・特異度85％と報告されている[2]

文献

1)「患者の権利に関するWMAリスボン宣言」, 世界医師会 (WMA), 1981

2) Morita T, et al：The Palliative Prognostic Index：a scoring system for survival prediction of terminally ill cancer patients. Support Care Cancer, 7：128-133, 1999

3) Anderson F, et al：Palliative performance scale (PPS)：a new tool. J Palliat Care, 12：5-11, 1996

表1 Palliative Prognostic Index (PPI)

palliative performance scale	10〜20	4.0
	30〜50	2.5
	≧60	0
経口摂取量*	著明に減少（数口以下）	2.5
	中程度減少（減少しているが数口よりは多い）	1.0
	正常	0
浮腫	あり	1.0
	なし	0
安静時呼吸困難	あり	3.5
	なし	0
せん妄	あり（原因が薬物単独，臓器障害に伴わないものは含めない）	4.0
	なし	0

＊消化管閉塞のため高カロリー輸液を施行している場合は0点とする
PPI＞6：患者が3週間以内に死亡する可能性が高い
文献2より引用

表2 Palliative Performance Scale (PPS)

	起居	活動と症状	ADL	経口摂取	意識レベル
100	100%起居	正常の活動が可能 症状なし	自立	正常	清明
90		正常の活動が可能 いくらかの症状がある			
80		いくらかの症状があるが努力すれば正常の活動が可能			
70	ほとんど起居	何らかの症状があり通常の仕事や業務が困難		正常または減少	
60		明らかな症状があり趣味や家事を行うことが困難	時に介助		清明または混乱
50	ほとんど座位	著明な症状がありどんな仕事もすることが困難	しばしば介助		
40	ほとんど臥床		ほとんど介助		清明または混乱または傾眠
30	常に臥床		全介助	減少	
20				数口以下	
10				マウスケアのみ	傾眠または昏睡

起居，活動と症状，ADL，経口摂取，意識レベルの順に左から評価し，患者に最も当てはまるところを得点とする
文献3より引用

第6章 インフォームド・コンセントのNGとOK

15. 将来の意思決定能力低下に備えて今後のことを相談する
～Advance care planning（ACP）～

Point

- ◆ Advance care planning（ACP：事前ケアプラン）は将来の意思決定能力低下に備えて今後の療養について患者や家族と事前に話し合うプロセスである
- ◆ Advance directive（AD：事前指示）はACPに含まれ、延命処置への意向を含む患者のリビングウィルや、患者が意思決定できない場合の代理意志決定人の選定などからなる

1 Advance care planning（ACP）とは

A）ACPとAD

- Advance care planning（ACP：事前ケアプラン）は**将来の意思決定能力低下に備えて今後の療養について患者や家族と事前に話し合うプロセス**である（図1）
- Advance directive（AD：事前指示）はACPに含まれ、延命処置への意向を含む患者の**リビングウィル**や、患者が意思決定できない場合の**代理意志決定人の選定**などからなる
- 終末期についての話し合いは患者の延命治療を減らし早期のホスピスへの入院をすすめる一方で、**患者のうつ病の発症率を上げることはない**[1]
- **長期のホスピス入院は患者や家族のQOLを上げる一方で、延命処置は患者のQOLを下げ家族のうつ病の発症リスクも上げる**[1]

B）延命処置への意向確認

- 延命処置への意向確認はADに含まれる
- 終末期がん患者では、心臓マッサージや気管挿管などの延命処置は体の負担となるだけで効果は見込めない．急変時には延命処置を行わず、苦痛を最大限にとりながらご家族の温もりのなかで自然な経過を見守ることを勧めた方がよい

| Advance care planning
ACP：事前ケアプラン | ＝ | 将来の意思決定能力低下に備えて今後の療養について患者や家族と事前に話し合うプロセス |

今後の見通しと目標

患者の価値観

治療や療養の選択肢

患者の気がかり

現在の病状

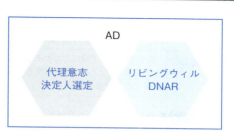

図1　ACPの概念図
DNAR（do not attempt resuscitation：心肺蘇生法を実施しないこと）

- 「延命処置をするかしないか」の二択を提示するだけでは患者や家族は判断が困難であり，「延命」という言葉から延命処置を選択する場合もある
- 医療者として"がんにより命にかかわる場合には延命処置は苦痛を増すだけで効果が乏しいため，しない方がよい"とはっきり告げることが大切である

2 ICの実際～NGとOK

▶ "自分の病気が進行して命にかかわる状況になった時のことを考えてしまうのです"と患者から言われた場面

NG！ "今はまだがんが安定しているから心配しなくてもいいですよ．その時期がきたらまた相談しましょう"

↳ なぜNG

- ▶ 終末期についての話し合いは後回しにせず積極的に話を深めるべきである
- ▶ 患者から上記のような訴えがあった場合は，こちらからは切り出しにくい「病状悪化時の療養の場」や「急変時の対応」などについてACPを行うチャンスだと捉えるべきである

OK! **STEP 1** まずは患者のもつ不安を具体的に引き出す．"父親を看取った時に，喉に管を入れられてつらそうだと思った"など身内を看取った経験などを話される場合もありACPを深めていくきっかけとなる

> 例 "病気が進行して命にかかわる状況になった時のことがご心配なのですね？ よろしければ気がかりに思われていることを教えていただけますか？"

STEP 2 そのうえでACPの重要性を説明する

> 例 "今のようにお元気が維持できている時だからこそ，もしも病状が悪化した場合に備えていろいろと気がかりな点について話し合っておくことが大切だと思います"

STEP 3 患者の価値観や意向を確認する

> 例 "病状が悪化した場合にどのようなことがご心配ですか？『このようであってほしい』とか『このようなことは避けてほしい』と思われていることはありますか？ またご自身での判断が難しくなった場合にはどなたかに判断を委ねたいですか？"

⚠ Pitfall

押しつけのACPにならないようタイミングを計る

将来のことを早期から話し合うことが重要なのは間違いないが，**患者との信頼関係を構築しながら適切なタイミングでACPを行うことが重要**である．本稿のように患者側からの訴えからACPを行うべき状況となる場合も多く，医療者としてはそのタイミングを逃さないようにしたい．患者側からこのような表出がない場合には，緩和ケアの話題が出た時や治療の反応が悪くなってきた時などに，「Hope for the best, but prepare for the worst（第6章-2参照）」に則り，"**がんが今後もずっと落ち着いてくれていたらよいのですが，もしも病状がこれ以上悪くなったらと考えたことはありますか？**"などのように切り出すこともある．また，がんの家族歴がある患者の場合は"**つらいご経験を思い出させることとなり申し訳ありませんが，ご家族の闘病を支えられたご経験から，ご自身では『このようであってほしい』とか『このようなことは避けてほしい』などと考えられていることはありますか？**"などのように問いかける場合もある．

しかし**病状進行期にはこのような話は患者にとって切迫感があるため医療者から切り出しにくくなり，患者の意向を確認できないまま終末期**

> を迎えてしまうケースも見受けられる．**病状が安定している時期にACPを行う方がうまくいきやすい**

文献

1) Wright AA, et al：Associations between end-of-life discussions, patient mental health, medical care near death, and caregiver bereavement adjustment. JAMA, 300：1665-1673, 2008

第6章 インフォームド・コンセントのNGとOK

16. 答えにくい質問への対応：「私はもう死ぬのでしょうか？」

Point

- ◆ 患者の質問へ安易に肯定も否定もせず"どうしてそのように思ったのか"をまず確認する
- ◆ このようにして不安の根本にある気持ちを聴取できたら，当初の質問に「Yes」「No」で答えるよりも，より具体的かつ患者に寄り添った話し合いが可能となる

1 答えにくい質問への対応方法

- 突然"私はもう死ぬのでしょうか？"などのような答えにくい質問をされても，**安易に肯定も否定もしない**
- まずは"**どうしてそのように思われたのですか？**""**そのように思われるほどお体がつらくなってきているのですか？**"などと逆に問う
- うまく言葉が出てこない場合は"**『私はもう死ぬのだろうか』と思われているのですね？**"と患者の思いを反復することも有用である
- これらにより医療者は突然の質問から落ち着きを取り戻すことができ，患者からも不安の根本にある気持ちを聴取できる
- 不安の根本にある気持ちを聴取できたら，当初の質問に「Yes」「No」で答えるよりも，より具体的かつ患者に寄り添った話し合いが可能となる
- SHAREでも「返答に困る質問への対応例」を提示しており参考にする（**表1**）[1)]

表1 SHARE「返答に困る質問への対応例」

質問:治らないのですか? 死ぬのですか?

対応1:〈Pattern A〉

対応2:〈Pattern B〉

対応3:〈Pattern A〉→〈Pattern B〉

〈Pattern A〉

STEP1:感情に気づく	
表情,姿勢などをみる	例)落ち込んだ表情,驚いた表情,硬直している,うつむいている
感情に気づく	例)不安,恐怖,悲しみ,怒り
明確でなければ質問する	どのようなお気持ちですか? これからのことが不安なのですか? 今のお気持ちを教えてください
STEP2:感情に共感する	
感情に共感する	とても恐いと思われたのですね これからのことが心配なのですね

〈Pattern B〉

STEP1:気にしていることを知る	
気にしていることを知る	治らないというのはどのような意味でおっしゃいましたか? 気にされていることをもう少し詳しく教えてください 何か気になさっていることがおありですか?
STEP2:気にしていることに共感する	
気にしていることに共感する	お子さんの卒業を見届けたいのですね ご主人を残していくというのは心配ですよね いつまでお仕事ができるのかということは,○○さんにとって大事なことですよね
STEP3:(求められれば)気にしていることについて情報提供する	
情報提供する	病気を完全に治すことは,残念ながら,極めて難しい状況です.最後の正月になると思います 来年の桜をみることは難しいかもしれません
STEP4:感情に気づく	
表情,姿勢などをみる	例)落ち込んだ表情,驚いた表情,硬直している,うつむいている
感情に気づく	例)不安,恐怖,悲しみ,怒り
明確でなければ質問する	どのようなお気持ちですか? ショックを受けられたでしょうか?
STEP5:感情に共感する	
感情に共感する	とても恐いと思われたのですね これからのことが心配なのですね

文献1より転載

2 ICの実際～NGとOK

▶ 予後が迫った患者から"私はもう死ぬのでしょうか？ よくならないのであれば安楽死をさせてほしい"と突然訴えられた場面

NG!　「そんなことはないですよ．大丈夫です．きっとよくなりますから頑張りましょう」

↳ なぜNG

- ▶ 突然"私はもう死ぬのでしょうか？"と問われると，咄嗟に前述のように答えてしまいがちである．しかし病状の悪化を肌で感じ，死への不安や恐怖を支えてほしいという患者の訴えに対して"大丈夫です""きっとよくなります"と**安易に否定することは，患者の求める真のサポートにはならず，逆に信頼を損なう場合もある**
- ▶ またすでに十分頑張っている患者に対して"頑張りましょう"という言葉を掛ければ，"**もっと頑張らなければならないのか**"と患者が負担に感じる場合もあるため注意する

STEP 1 まずは患者に質問を投げかけて患者の思いを確認する

> 例
> ① "どうしてそのように思われたのですか？"
> ② "そのように思われるほどお体がつらくなってきているのですか？"
> ③ "『私はもう死ぬのだろうか』と思われているのですね？"

STEP 2 患者から"ええ．実は…"とより**具体的な不安を聴取できれば，それに対して共感しながら話し合いを深める**．これにより当初の質問に「Yes」「No」で答えるよりも，患者のニーズに合ったサポーティブな対応が可能となる

STEP 3 「安楽死をさせてほしい」理由についてもよく聴取する．「終末期は苦痛なく過ごしたい」という意図の場合もあれば，「もう生きている価値がない」と spiritual pain を感じている場合もある（**第1章-1参照**）

> 例
> "『安楽死させてほしい』というお気持ちについても，じっくりお伺いしてもよろしいでしょうか？"

STEP 4 患者の思いを尊重しながら，終末期の苦痛緩和についてよく話し合う．spiritual painであれば患者への傾聴と共感を中心としたサポーティブな対応がより重視される（例②参照）

> **例** ①**患者が「終末期は苦痛なく過ごしたい」という希望の時**
> "日本では法律上安楽死は認められていませんが，意識を低下させることで苦痛からの解放を目指す鎮静という方法もあります"
>
> ②**患者が「もう生きている価値がない」と感じている時**
> "『もう生きている価値がない』と感じていらっしゃるのですね？よろしければそのお気持ちについてもう少しお伺いしてもよろしいでしょうか？"

STEP 5 サポーティブな対応に加えて**精神科的対応が必要な「うつ」や「希死念慮」が隠れている場合もある**ため，必要に応じて精神科医へもコンサルトを行う

> ⚠️ **Pitfall**
> **咄嗟に出る「そうですね…」に注意する**
> 突然答えにくい質問を投げかけられた場合，咄嗟に少し間をおいて考える意味で「そうですね…」と答えてしまうことがある．しかし状況によっては患者の質問に「Yes」と肯定しているように聞こえかねない．筆者も一度「そうですねって先生…」と患者に悲しい表情をされた事があるが，医師が無意識に口にした一言でも患者にとっては影響が大きい場合もあり注意が必要である

文献
1) 「コミュニケーション技術研修会テキストSHARE 3.1版」（小室龍太郎，他/編），日本緩和医療学会・日本サイコオンコロジー学会，2015

第6章 インフォームド・コンセントのNGとOK

17. 状態が悪いなかでの希望に応える：「もう一度〜がしたい」

Point

- ◆患者は亡くなる直前まで「もう一度〜がしたい」などの希望をもっており，医療者として家族と協力して可能な限り実現できるよう努力する
- ◆「やはり〜させなければよかった」と後悔するのではなく「最期に希望を叶えてあげられてよかった」と思えるよう事前に患者・家族と十分話し合う

1 終末期の患者の希望を叶えるために

- 患者は亡くなる直前まで「もう一度〜がしたい」などの希望をもっている
- このような希望に対しては医療者として家族と協力して可能な限り達成できるよう努力する
- 希望実現のため，「ステロイドの投与・増量」「介護タクシーの手配」など少しでもリスクを軽減させPSを上げる工夫をする
- 希望を実現するためには一定のハードルやリスクが存在するため，患者や家族とよく相談し，必要であれば達成可能な形に軌道修正する
- 途中で急変された場合「やはり〜させなければよかった」と後悔するのではなく「最期に希望を叶えてあげられてよかった」と思えるよう事前に患者・家族と十分話し合う

2 ICの実際〜NGとOK

▶食道がんによる食道気管支瘻から誤嚥性肺炎を併発し予後が迫った患者の家族から"本人が死ぬ前にもう一度大好きな物を食べたいと言っているが食べさせてあげてもいいだろうか？"と質問された場面

"そんなことをしたら肺炎の悪化は避けられず寿命が早まってしまいます．可哀想ですがやめた方がよいと思います"

↳なぜNG
- 医学的には正しい対応であるが，**患者も家族も現在の病状や食べることによる病状悪化のリスクを十分に理解したうえでの「最期の希望」であれば，信頼関係を前提に許可することも考慮する**

- 病状悪化のリスクを伝えつつ，可能な限り患者の最期の希望が実現できるよう患者・家族と話し合う

> 例 "確かに肺炎を増悪させる可能性は高いですが，『食べたい』という希望を叶えてあげられる時間はあまり残されていません．ご本人もご家族も今の病状や肺炎悪化のリスクは十分理解されてのご希望だと思いますので，味わう程度の少量であれば許可をしたいと思います．病状悪化があった時に『やはり食べさせなければよかった』と思うのではなく，『最期に希望を叶えてあげることができた』と思えるようにしましょう．喜んでもらえたらいいですね"

⚠Pitfall
患者と家族の十分な病状およびリスクの理解が前提
患者と家族の病状理解が乏しい時に安易にリスクのある希望を許可すれば，"悪くなるなんて聞いていなかった！"とトラブルとなる可能性もある．十分な病状理解と信頼関係を前提に「病状悪化のリスクはあっても最期に〜を叶えたい」という目標を共有できた場合にのみ，リスクのある希望は許可するべきである

第6章 インフォームド・コンセントのNGとOK

18. 看取りへ向けて

Point

- ◆ 患者の意識が低下していても，患者や家族への声掛け・態度を変えずに診療を続ける
- ◆ 自責の念や後悔を感じている家族に対しては，家族の思いに共感したうえで「これまでできていたこと」「これからできること」を話し合う

1 看取りに向けてすべきこと

A）患者へ

- 意識が低下していても，**死亡確認の時まで"胸の音を聴きますね"のように患者に声を掛けてから診察を行う**
- 意識が低下していても，**家族への病状悪化についての説明は患者の耳に入らないよう場所を変える**

B）家族へ

- "意識低下は病状の悪化を意味しますが，ご本人はつらそうにみえても実際には苦痛を感じずに済んでいます"のように**意識低下により患者は苦痛から解放されてきていることを伝える**
- 家族に「〜ができなかった」「〜すればよかった」と後悔がある場合，**家族が患者のために「これまでできていたこと」「これからできること」を伝えて共有する**
- "耳は最期まで聴こえていると言われています．**大切な人の声が聴こえるときっと安心されると思いますので，手を握ったり声を掛けてあげてください**"のように看取りへ向けて家族に声掛けを行う
- 看取りの際は**お別れの時間を邪魔しないよう注意しながら，穏やかな最期であったことを伝え，労いの言葉をかける**

2 ICの実際～NGとOK

▶ 家族から"父を病院へ連れてくるのが遅かったのではないかと後悔しています．意識が下がっている今私に何ができるのでしょうか？"と質問された場面

"後悔しても仕方がありません．意識が下がっている時にご家族にできることはあまりありませんので，ケアについてはわれわれ医療者に任せてください"

↳なぜNG

▶ 家族が後悔している気持ちに寄り添えていない．終末期患者の家族は病状悪化を自身のせいととらえて，自責の念や後悔を感じていることも多い．**家族のせいではなく病気の自然な経過であることを伝える**とともに，家族が患者のために「これまでできていたこと」「これからできること」を話し合うことが大切である

▶ 一方で「医療者の思慮のない会話が耳に入ること」は看取りにおける家族のつらさを増やすことも示されている[1]．患者の意識が低下していても**患者や家族への言葉掛けや態度を変えない**ことや，看取りの時に廊下やナースステーションでの**雑談や笑い声が漏れることがないよう注意**することも重要である

▶ 家族が後悔している気持ちに寄り添いつつ，「これからできること」を具体的に提案する

"病状の悪化はがんの自然な経過であり病院へ連れて来るのが遅かったということはありません．逆にご自宅でぎりぎりまでよくサポートされ，お父様も喜ばれていたのではないでしょうか．意識低下は病状の悪化を意味しますが，ご本人はつらそうにみえても実際には苦痛を感じずにすんでいます．しかし耳は最後まで聴こえていると言われており私たちもそう信じています．大切な人の声が聴こえるときっと安心されると思いますので，手を握ったり声を掛けてあげてください．また好きだった音楽やテレビ番組を流してあげてもよいかもしれません．ご相談いただければ看護師がケアのお手伝いをすることもできます

> ので，一緒にお父様を支えていきましょう．ただ，お疲れが溜まった時には無理をせず医療者に任せてくださいね"

> ⚠ *Pitfall*
> **看取り時の声掛けにマニュアルはない**
> ・当直医として看取りを行う場合には，患者や家族との信頼関係がなく詳細な経過も不明であるため儀礼的な対応となる場合が多い．しかし，主治医から病状経過を聞いているのであれば"主治医から，入院直前までお仕事もされ，闘病もご家族の皆さんと一緒に本当に頑張られたと聞いています"など主治医を代弁して労いの言葉を掛けてもよいかもしれない
> ・主治医として看取りを行う場合も，これまでの経過・患者や家族との信頼関係・その時の空気などにより儀礼的に行う場合もあれば，"本当に穏やかに旅立たれたのは皆さんが傍で支えておられたからだと思います"などの労いの言葉を掛けたり，患者との思い出話をすることもある．しかし看取りの主役は家族であるため，家族のお別れの時間を医療者が邪魔をしないよう配慮することが大切である．過去の研究においても「**家族に悲嘆のための十分な時間を取ること**」が**看取りの満足度をあげることが示されている**[1]

文献

1) Shinjo T, et al：Care for imminently dying cancer patients: family members' experiences and recommendations. J Clin Oncol, 28：142-148, 2010

第7章
冷や汗症例に学ぶ緩和ケア

第7章 冷や汗症例に学ぶ緩和ケア

1. オピオイドは最初が肝心！

冷や汗症例

69歳女性．悪性胸膜中皮腫に対してシスプラチン＋ペメトレキセド療法を施行したが右胸膜腫瘍の増大がありPD．右胸痛に対してロキソプロフェンNa（ロキソニン®錠）を1回60mg1錠，1日3回（起床時・14時・眠前）が処方開始されたが，腫瘍増大に伴う疼痛増強がありオキシコドン徐放製剤（オキシコンチン®錠）を10mg/日：1回5mg，1日2回（8時・20時）の定期投与，レスキューとしてオキシコドン速放製剤（オキノーム®散）2.5mgを導入することとなった．

NG! 便秘気味であったため緩下剤を同時に処方したが，オキシコンチン®錠投与前には嘔気は認めず制吐薬は処方しなかった．しかしながらオキシコンチン®錠の初回内服後に嘔吐が生じたため"もう麻薬は飲みたくない"と今後の内服継続を強く拒否された

どうすればよかったのか？

- 制吐剤の予防投与の要否については現在進行中の臨床試験などもありさらなる検証が必要であるが，**初回投与時に嘔吐が出現し今後のオピオイド内服に抵抗感をもつ患者が一定数存在する**ため，現状では嘔気に耐性が生じるまでの数日間はオピオイドの定期投与・頓服投与にかかわらず制吐剤の予防投与をすべきと考えられる
- ただし予防投与に用いられるプロクロルペラジン（ノバミン®錠）などの制吐剤は**錐体外路症状の原因となるため，嘔気がなければ長くとも2週間で中止する．また便秘も必発の副作用となるため初回投与時から緩下剤の予防投与を行う**（第3章-A-2参照）

- ノバミン®錠5mg，1回1錠，1日3回を同時に処方したところ嘔気・嘔吐なくオキシコンチン®錠を導入可能でノバミン®錠も1週間で中止された

教訓

オピオイド初回投与時から嘔気・便秘予防のための処方を怠らない！

第7章 冷や汗症例に学ぶ緩和ケア

2. ロキソニン®1日3回毎食後では夜間に痛みで目が覚める！

冷や汗症例

45歳男性．甲状腺未分化がん多発骨転移の患者でヨード治療や放射線治療を繰り返してきたが，ヨード不耐となり腫瘍内科にてレンバチニブ（レンビマ®カプセル）内服および，歯科受診で齲歯がないことを確認したうえでデノスマブ（ランマーク®皮下注）を開始した．同時に放射線治療後の右上腕骨転移痛の再燃に対してロキソプロフェンNa（ロキソニン®錠）を1回60mg 1錠，1日3回（毎食後）で内服開始したが夜間にNRS＝5の疼痛で覚醒すると訴えた．

> **NG!** 天井効果のあるNSAIDsではこれ以上の疼痛コントロールは困難と判断，ロキソニン®錠は中止としオキシコドン徐放製剤（オキシコンチン®錠）を10mg/日，1回5mg，1日2回（8時・20時）で内服開始させた．しかしながら日中の眠気が強くなる一方で夜間の疼痛もNRS＝4とすっきりしなかった

どうすればよかったのか？

- **骨転移の痛み**（第5章-B-5参照）**にはオピオイドよりも抗炎症作用のあるNSAIDsが効果的**である．このためNSAIDsは毒性などに問題がなければオピオイド開始後も併用する（第1章-7，第2章-2参照）
- また，**オピオイド開始前にNSAIDsとアセトアミノフェンを併用することで効果を実感できる場合もある**（第2章-1参照）
- NSAIDsについては1日3回毎食後で処方されているケースをよくみるが，これでは夕食後と朝食後の鎮痛薬内服が12時間以上あいてしまい，WHO方式がん疼痛治療法の第1目標である「痛みに妨げられない夜間の睡眠」（第1章-5参照）が達成できない原因となる

- 1日3回で処方する鎮痛薬については，毒性に問題がなければWHO方式がん疼痛治療法の「5つの原則（**第1章-6参照**）」の原則2：「時間を決めて規則正しく（by the clock）」に従い，**起床時・14時・眠前**など，**大体8時間ごと**となるよう投与するのがよい
- それでも夜間の鎮痛効果が乏しければ**半減期の長いセレコキシブ（セレコックス®錠）やナプロキセン（ナイキサン®錠）への変更も考慮されうる**

OK!

- ロキソニン®錠は1日3回（毎食後）から1日3回（起床時・14時・眠前）の内服へ変更したところ夜間のNRS＝2へ軽減した
- さらにアセトアミノフェンとしてカロナール®錠500mgを1回1錠，1日4回（起床時・昼食後・夕食後・眠前）定期投与および疼痛時1錠頓服（定期分と合わせて1日8錠まで）を追加したところ，夜間に痛みで覚醒することはなくなった

教訓

①オピオイド開始時にNSAIDsを中止しない！
②鎮痛薬の1日3回処方は「毎食後」ではなく「起床時・14時・眠前（8時間ごと）」で！
③オピオイド開始前にアセトアミノフェンの併用を試そう！

第7章　冷や汗症例に学ぶ緩和ケア

3. レスキューも増量した？

冷や汗症例

54歳男性．進展型小細胞肺がんに対して二次治療としてアムルビシン（カルセド®）の外来治療が行われていたがPDとなった．頸部リンパ節転移によるがん性疼痛に対してロキソプロフェンNa（ロキソニン®錠）を1回60mg 1錠，1日3回（起床時・14時・眠前），アセトアミノフェン（カロナール®錠）1回500mg 1錠，1日4回（起床時・昼食後・夕食後・眠前），オキシコドン徐放製剤（オキシコンチン®錠）を40mg/日，1回20mg，1日2回（8時・20時）の定期投与が行われていたが，リンパ節増大による疼痛増悪がありオキシコドン速放製剤（オキノーム®散）5mgによるレスキューを1日5～7回内服するようになった．このためオキシコンチン®錠を60mg/日，1回30mg，1日2回（8時・20時）へ増量しNRS＝2と持続痛は改善したが，NRS＝6の突出痛がありオキノーム®散5mgによるレスキューは引き続き1日5～7回内服していた．

NG!
> レスキュー回数が相変わらず多いため，徐放製剤がまだ不足していると考えオキシコンチン®錠を90mg/日，1回45mg，1日2回（8時・20時）へと増量したところ，突出痛は減ったものの傾眠傾向となってしまった

↳ どうすればよかったのか？

- オキシコンチン®錠を60mg/日へ増量した際に，**レスキューであるオキノーム®散も至適量である60mg×1/6＝10mgへと増量すべきであった**（第3章-A-1, 6, 8参照）
- 本症例のようにオピオイドタイトレーション時にレスキューの増量を忘れ，1回量が不足するためにレスキューの効果が乏しくなり頻用せざるを得ないケースをしばしばみる
- ただしレスキュー至適量はあくまで目安であり，効果によっ

て至適量からの増量・減量を検討することも重要である

- タイトレーションに伴いオキノーム®散も至適量である10mgへと増量したところ，突出痛への効果も改善し1日3回程度のレスキューでコントロール可能となった

> **教訓**
>
> ベースのオピオイドをタイトレーションする時にレスキューの増量も忘れない！

4. オピオイドが効かないのか？足りないのか？

冷や汗症例

56歳男性．局所進行中咽頭がんに対してシスプラチン＋放射線療法が施行されCRとなるも，16カ月後にリンパ節および肺転移再発を認め，5-FU＋シスプラチン＋セツキシマブ（アービタックス®）による治療が開始された．右頸部〜鎖骨上窩リンパ節から右前腕にかけての疼痛に対してロキソプロフェンNa（ロキソニン®錠）を1回60mg 1錠，1日3回（起床時・14時・眠前），アセトアミノフェン（カロナール®錠）1回500mg 1錠，1日4回（起床時・昼食後・夕食後・眠前），オキシコドン徐放製剤（オキシコンチン®錠）を30mg/日，1回15mg，1日2回（8時・20時）の定期投与が行われていた．しかしNRS＝6の持続痛の残存を認め，レスキューとしてオキシコドン速放製剤（オキノーム®散）5mgを内服したが疼痛はほとんど緩和されないと訴えた．

ベースの徐放製剤の不足を考えオキシコンチン®錠を40mg/日，1回20mg，1日2回（8時・20時）へと増量したが，眠気が増強する一方NRS＝6のまま疼痛の改善を認めなかった

▶ どうすればよかったのか？

- 痛みの性質やレスキューを繰り返し使用しての効果が評価されないままオピオイドの増量が行われたことが問題である．これらの評価によって**オピオイドが「効かないのか」「足りないのか」**を判断したうえで方針を決定すべきであった

- オキノーム®散5mgを**1時間あけて繰り返し使用**させたが"眠気が強くなるだけで痛みはNRS＝6のままですっきりしない"と訴えたため，**オピオイドが「足りない」のではなく「効かない」痛み**と考えられた．痛みの性質については"リンパが腫れている首から右手にかけてしびれが広がるような痛み"

であると訴えた．**神経障害性疼痛を考えプレガバリン（リリカ®カプセル）25mg 1回1カプセル，1日2回（朝夕食後）を導入**したところNRS＝4と改善した．ふらつきや眠気などの副作用も許容範囲であったため，1回2カプセル1日2回へ増量したところNRS＝2とさらに改善した

> **教訓**
>
> ①オピオイド速放製剤によるレスキューは，正しく用いなければオピオイドが「効かないのか」「足りないのか」がわからないため，患者に"嘔気や強い眠気がなければ1時間あけて1日何回でも使用できること"を教育する！（第3章-A-1参照）
> ②患者教育を行っても患者のレスキューへの理解が乏しい場合や痛みを我慢してしまう場合は医療者からレスキュー使用を勧め，効果を評価する
> ③オピオイドが「足りない」のではなく「効かない」場合で，神経障害性疼痛を疑う症状（第1章-8参照）があれば鎮痛補助薬（第4章-1参照）の出番である！

> **⚠ Pitfall**
>
> **薬剤によって不応期や回数制限が異なる**
>
> レスキューを繰り返してオピオイドの効果を評価する時，オピオイド速放製剤以外では不応期や回数制限が異なるため注意する．具体的にはオピオイド注射剤による持続皮下注（静注）では15〜30分あけて回数制限なし（第3章-B-6参照），フェンタニルROO製剤においてはアブストラル®舌下錠は2時間，イーフェン®バッカル錠は4時間あけて1日4回まで（第3章-B-7参照）アンペック®坐剤では2時間あけて1日3回程度まで（第3章-B-2参照）となる

第7章 冷や汗症例に学ぶ緩和ケア

5. 貼付剤はいきなり貼らないで！

冷や汗症例

74歳男性．局所進行中咽頭がんに対してセツキシマブ（アービタックス®）＋RTで加療中であった．毎食後の半夏瀉心湯での含嗽（第5章-B-1）やロキソプロフェンNa（ロキソニン®錠）1回60mg 1錠，1日3回（起床時・14時・眠前）などにて副作用の咽頭粘膜炎および咽頭痛に対応していたが，誤嚥性肺炎を発症したため内服困難となった．

NG! 経口摂取困難時に備えての胃瘻造設を拒否されていたためフェンタニル貼付剤（フェントス®テープ）を最小用量の1mg/日から開始したところ傾眠と呼吸抑制が生じた

🔖 どうすればよかったのか？

- フェントス®テープは最小用量の1mg/日であっても経口モルヒネ換算20〜30mg/日に相当する（**付録A参照**）
- また，個人や貼付部位による血中濃度の差が大きく微調整が難しいため，**持続痛のコントロールがついている場合に他の徐放性オピオイドからの切り替えでのみ使用可能である**
- さらに**発熱時には過吸収となるため誤嚥性肺炎を発症した本症例ではよりリスクが高い状況**と考えられる（第3章-B-4参照）．このような場合には至適濃度への微調整が容易なオピオイド持続皮下注射の選択が望ましい

- NSAIDsであるフルルビプロフェン アキセチル50mg（ロピオン®静注）1日3回点滴静注するとともに，オキシコドン塩酸塩水和物（オキファスト®注）の持続皮下注射を0.05mL/時で投与開始したところ疼痛コントロールは良好となり傾眠や呼吸抑制も認めなかった

教訓

〈フェンタニル貼付剤の注意点〉
① 最小用量のフェントス®テープ1mg/日であっても経口モルヒネ換算20〜30mg/日に相当する
② 個人や貼付部位による血中濃度の差も大きく発熱時には過吸収となる
③ これらより内服や持続皮下注射と比較して調節性は悪い
  ※内服可能で毒性に問題なければWHOがん疼痛治療法の5つの原則（第1章-6）の「原則1：経口的に（by mouth）」に従い経口徐放製剤による調節性を維持し，内服困難時にも調節性を重視する場合は持続皮下注射を選択する
④ 持続痛のコントロールがついている場合に他の徐放性オピオイドからの切り替えでのみ使用可能

⚠ Pitfall

貼付剤への変更は理由をもって

「適切な副作用対策（第3章-A-2）がなされていなかったために生じた副作用」や，「経口徐放性オピオイドの量が増えてきたというだけの理由」でのフェンタニル貼付剤へのスイッチングをよくみるが，貼付剤への変更は「安易に」ではなく「理由をもって」ここぞという時に行わなければ，医原性の疼痛コントロール不良を引き起こす

6. 麻薬の総量を考えている？

冷や汗症例

57歳男性．大腸がんの腹膜播種による疼痛に対してフェンタニル貼付剤（フェントス®テープ）4mg/日が処方され，コントロール良好であった．肺転移による呼吸困難が急速に増強したため呼吸困難にエビデンスのあるモルヒネ塩酸塩水和物（プレペノン®注）へのオピオイドスイッチングを検討したが，進行する呼吸困難のなかで高用量からのスイッチングは困難と判断，またモルヒネの方が腸管への影響が大きいことも考慮し，フェントス®テープ4mg/日にプレペノン®注 持続皮下注を少量（0.05mL/時）から併用することとなった．

経口摂取も困難となり疼痛および呼吸困難へのレスキューはプレペノン®注 早送りに統一したが，1時間量の早送りでは疼痛に対して全く効果がなかった

↳ どうすればよかったのか？

- 通常オピオイド持続皮下注施行時のレスキューは15〜30分あけて1時間量を早送り（第3章-B-6参照）であるが，本患者はもともとフェントス®テープ4mg/日≒経口モルヒネ換算90〜120mg/日を投与されており，プレペノン®注 持続皮下注を0.05mL/時≒経口モルヒネ換算25mg/日と合わせて，**オピオイドの1日総量は経口モルヒネ換算で115〜145mg/日≒プレペノン®注 持続皮下注0.25〜0.3mL/時と同等になる**（第3章-A-7，付録A参照）．このため早送りは1時間量ではなく0.3mL/回程度で設定すべきであった

- また，今回は2つのオピオイドを併用しているが，オピオイドスイッチングの余裕がある場合も，フェントス®テープ4mg/日≒経口モルヒネ換算90〜120mg/日とオピオイドの1日総量が比較的高用量であるため，**1回ですべてをスイッチング**

するのではなく30％程度ずつ段階的にスイッチングを行う．換算表（**付録A**）を参考に患者に投与されているオピオイドの総量（経口モルヒネ換算）を常に意識することが重要である（**第3章-A-7参照**）

▶ レスキューはプレペノン®注 早送り1時間量ではなく0.3mL/回としたところ，疼痛にも呼吸困難にも効果的であった

教訓

常に患者に投与されているオピオイドの総量（経口モルヒネ換算）を意識しよう！

第7章 冷や汗症例に学ぶ緩和ケア

7. 体動時痛のみでオピオイド増量?

冷や汗症例

72歳女性.乳がん多発骨転移による骨転移痛(第5章-B-5参照)がNRS＝8と強く疼痛コントロール目的で腫瘍内科へ入院となった.NSAIDsとしてフルルビプロフェン アキセチル50mg(ロピオン®静注),アセトアミノフェンとしてアセリオ®静注液1,000mgを1日3回点滴静注するとともに,オキシコドン塩酸塩水和物(オキファスト®注)の持続皮下注射を0.05mL/時で投与開始した.安静時痛はNRS＝0～1程度まで改善したが,トイレ歩行や食事時などの体動時にはNRS＝7と疼痛増強し1日8回程度オキファスト®注1時間量の早送りを行っていたが,体動時痛はNRS＝5程度までしか改善しなかった.

オキファスト®注の量が不足していると判断し早送りとベースアップを繰り返したが,一向に体動時痛は軽減せず,オピオイド過量により傾眠状態となってしまった

↳ どうすればよかったのか?

▶ まずは**体動時痛には予防的レスキューを試す**べきである.また安静時の持続痛が比較的安定しており,体動時や食事時などの突出痛のみにレスキューや予防的レスキューを用いている場合,たとえレスキュー回数が多くても**安易にタイトレーションを行えば眠気など副作用だけが増強する**.このような時にはベースアップの指示は行わず**レスキュー対応を継続**し,場合によっては**レスキューの1回量を増量**する(第3章-A-6,8参照)

- 安静時痛がNRS＝0〜1と改善したためベースアップ指示は行わず，通常の早送りに加えて体動前の予防的早送りを行ったところ体動時痛もNRS＝3まで改善した．早送り量を2時間量と増量することでNRS＝1〜2とさらに改善する一方で眠気の増強は認めなかった

> **教訓**
>
> 体動時痛のみコントロールが悪い時にはベースの量は据えおいて予防的レスキューやレスキュー1回量の増量を検討しよう！

8. オキノーム®では間に合わない?

冷や汗症例

56歳女性．疼痛コントロール目的で腫瘍内科へ入院中の原発不明がん多発骨転移の患者．ロキソプロフェンNa（ロキソニン®錠）を1回60mg 1錠，1日3回（起床時・14時・眠前），アセトアミノフェン（カロナール®錠）1回500mg 1錠，1日4回（起床時・昼食後・夕食後・眠前），オキシコドン徐放製剤（オキシコンチン®錠）を60mg/日，1回30mg，1日2回（8時・20時）の定期投与が行われ，持続痛はNRS＝1とコントロール良好であった．体動時の骨転移痛がNRS＝8であったが，あらかじめ時間のわかっている食事や処置時には，その30分前に予防的レスキューとしてオキシコドン速放製剤（オキノーム®散）10mgを内服させることでNRS＝2とコントロールされた．しかしトイレの時間は予想が難しく，尿意が出てからオキノーム®散を内服してもトイレ中には効果が間に合わず，ベッドに戻り疼痛が軽減した頃には眠気が出てくる状態であった．このため血中濃度の立ち上がりの速いフェンタニルROO製剤（アブストラル®舌下錠）の導入を行った．

NG!

トイレ歩行前にアブストラル®舌下錠100μg 1錠を投与したところ，立ち上がった時にふらついて転倒してしまった．またトイレ歩行中の痛みはNRS＝6とやや軽減するも"思ったよりも効かない"との訴えで投与中止された

↳ どうすればよかったのか？

- フェンタニルROO製剤は投与後急速に血中濃度が上昇するため，予防的に用いる場合には事前に通常の投与で安全性を確認し，見守りや介助の下でトイレ歩行などを行う方がよい
- また，比較的高用量の徐放性オピオイドがベースとして投与されていた場合には，**最小用量からのタイトレーションが必要なフェンタニルROO製剤の効果は初回投与時には実感さ**

れにくい場合も多い．適切な追加投与と速やかなタイトレーションを行わないと「効かない薬」と患者に判断され中止をせざるを得ない場合があるため注意する（**第3章-B-7参照**）

OK! ▶ アブストラル®舌下錠100μg 1錠投与直後は少しふらつきが生じたため，介助・見守りでトイレ歩行を行った．しかしNRS＝6と投与後の効果は不十分であったため，30分後に同量を追加投与するとNRS＝2とトイレ後の痛みが通常よりも軽減した．このため200μg 1錠/回へタイトレーションを行ったところ，トイレ歩行中もNRS＝2と疼痛改善した

教訓

①突然生じる予測困難な突出痛にはフェンタニルROO製剤を考慮する！
②フェンタニルROO製剤を予防的レスキューに用いる場合はまず安全性を確認する！
③フェンタニルROO製剤は追加投与や速やかなタイトレーションを行わないと「効かない薬」と判断されてしまう！

第7章 冷や汗症例に学ぶ緩和ケア

9. 増量してないのに オピオイド過量？

冷や汗症例

79歳男性．肺がん多発肝転移に対する標準治療を終了し外来緩和ケア中の患者．胸膜播種の痛みに対してロキソプロフェンNa（ロキソニン®錠）を1回60mg 1錠，1日3回（起床時・14時・眠前），オキシコドン徐放製剤（オキシコンチン®錠）を20mg/日，1回10mg，1日2回（8時・20時）の定期投与が行われていたが，疼痛コントロール良好でありタイトレーションはここ2カ月行われていなかった．数日前より嘔気を伴い傾眠傾向となり自宅で動けなくなったため救急搬送された．来院時JCS Ⅲ-100，発熱なくバイタルは安定，SAT：96％（ルームエア）であった．

> オピオイドは2カ月間増量されておらず意識障害の原因としては考えにくいと判断し，「脳転移」「がん性髄膜炎」「電解質異常」「血糖異常」「肝腎不全」などを念頭に鑑別診断をはじめたが，CT撮影中に無呼吸を認めSAT：70％台と低下したため慌てて酸素投与を開始した．脳CTや電解質・血糖などに異常を認めなかったが，腹部CTでは多発肝転移の増悪により肝臓がほぼ腫瘍で置換されており肝酵素の急激な上昇を認めた．瞳孔を確認すると両側縮瞳であったためオピオイド過量を考え，ナロキソンの10倍希釈液を準備し1mLを静注したが効果が乏しく，意識障害の改善がないまま吐瀉物を大量誤嚥してしまった

どうすればよかったのか？

▶ がんの進行期には肝機能や腎機能が急速に低下する場合があり，オピオイドが増量されていなくても，あるいは少量のオピオイドであっても効果が急激に遷延する場合もあるため，がん患者の意識障害の鑑別には常にオピオイド過量も考えな

ければならない

- また救急入院時にオピオイドを開始する場合には肝腎機能の評価を怠らず，**肝機能悪化があれば少量から遷延に注意してタイトレーションを行い，腎機能悪化があればモルヒネ製剤を避ける必要がある**（第3章-A-4参照）
- なお，高度の意識障害や呼吸抑制をきたしている場合には，**呼吸停止や誤嚥などによる死亡のリスクを早急に回避する方が，疼痛増悪も含めた退薬症状の回避よりも優先されるため，ナロキソン希釈液を少量ずつの投与ではなく添付文書どおり原液0.2mg 1Aを静注し，必要があれば追加投与も行うべきである**（第3章-A-3参照）

- 以前のCTにて多発肝転移を認めていたため，肝機能悪化によるオピオイドの遷延の可能性を考慮して診察したところ，両側縮瞳および呼吸回数6回/分と低下を認めた．ナロキソン原液0.2mg 1Aの静注によりJCS I-2へ改善，その後も意識にはむらがあったがナロキソン10倍希釈液に切り替え1mLずつ投与したところ意識はほぼ清明となった．疼痛に関してはオキシコドン速放製剤（オキノーム®散）2.5mgで対応可能であったためオキシコンチン®錠は中止した

教訓

①同量・少量のオピオイドであっても急速な肝腎機能の悪化により過量となり得る！
※フェンタニル貼付剤（フェントス®テープ）は発熱時に過吸収となるため感染や腫瘍熱の患者では同様の注意を要する
②高度の意識障害や呼吸抑制があり呼吸停止や誤嚥などによる死亡のリスクが切迫している時には，ナロキソンは希釈液ではなく原液で投与する！

第7章 冷や汗症例に学ぶ緩和ケア

10. モルヒネ無効の呼吸苦？

冷や汗症例

63歳男性．肺扁平上皮がんの進行によりがん性リンパ管症や気道狭窄が出現し予後数日の状態．経口摂取困難であり維持輸液を1,500mL/日施行されていた．呼吸困難（第5章-B-12参照）に対してモルヒネ塩酸塩水和物（プレペノン®注）の持続皮下注射およびベタメタゾン（リンデロン®注）8mg/日の点滴を行った．しかしながらプレペノン®注の早送りの効果は実感できず，SAT：90％以上ではあったが喀痰量が多く強い喘鳴を伴うNRS＝10の呼吸困難が持続した．

NG! プレペノン®注の量が不足していると判断し早送りとベースアップを繰り返したが，一向に呼吸困難は軽減せず，オピオイド過量による傾眠と呼吸抑制をきたしてしまった

↳ どうすればよかったのか？

▶ オピオイド無効の呼吸困難でありミダゾラム（ドルミカム®注）の少量持続投与（鎮静目的ではなく呼吸困難緩和目的での使用：第5章-B-12参照）も検討され得るが，本症例ではSATは良好にもかかわらず喀痰貯留による強い呼吸困難感があるため，**気道分泌抑制目的での輸液減量（500mL/日程度まで）および抗コリン薬の効果が期待できる（第5章-B-12参照）**

▶ 輸液を500mL/日まで減量しブチルスコポラミン臭化物（ブスコパン®注）20mg 1Aを静注したところ，NRS＝2まで呼吸困難が改善され"楽になった！ 今までで一番この注射が効いた！"と感謝された

教訓

痰が多くゴロゴロ音がしておりモルヒネ無効の呼吸困難には，輸液の減量と抗コリン薬を試そう！

⚠ Pitfall

抗コリン薬はエビデンスが乏しいため副作用に留意して効果を確認する

抗コリン薬は経験的に死前喘鳴の軽減のため用いられてきたがエビデンスは乏しく，「がん患者の呼吸器症状の緩和に関するガイドライン」[1]では死前喘鳴を有するがん患者に対して抗コリン薬を投与しないことが提案されている（第5章-B-12参照）．しかし，肺がん終末期のオピオイド無効の呼吸困難で中枢気道の喀痰貯留音が強い場合に，抗コリン薬が奏効することはしばしば経験されるため，頻脈・尿閉・眼圧上昇など抗コリン薬の副作用に留意しながら一度は使用を考慮すべきである

文献

1）「がん患者の呼吸器症状の緩和に関するガイドライン 2016年版」（日本緩和医療学会/編），pp100-103，金原出版，2016

第7章 冷や汗症例に学ぶ緩和ケア

11. 炎症の強い腫瘍にステロイドを！

冷や汗症例

63歳女性．Stage IV非小細胞肺がんに対する標準治療を終了し緩和ケア施行中の患者．原発巣である右肺尖部腫瘍は胸壁や鎖骨を巻き込み右鎖骨上窩の皮下にまで拡がる巨大腫瘍となり熱感と激しい疼痛を伴っていた．CRPは22と高値であるがWBCやPCTの上昇はなく感染よりも腫瘍性の炎症と考えられた．ロキソプロフェンNa（ロキソニン®錠）を1回60mg 1錠，1日3回（起床時・14時・眠前），アセトアミノフェン（カロナール®錠）1回500mg 1錠，1日4回（起床時・昼食後・夕食後・眠前），オキシコドン徐放製剤（オキシコンチン®錠）を60mg/日，1回30mg，1日2回（8時・20時）の定期投与が行われていたがNRS＝8の持続痛の残存を認め，レスキューとしてオキシコドン速放製剤（オキノーム®散）10mgを1日5〜6回内服していた．

レスキュー回数が多いため徐放製剤がまだ不足していると考えオキシコンチン®錠を90mg/日，1回45mg，1日2回（8時・20時）へと増量したところ，NRS＝4とやや改善するもすっきりはせず眠気も強くなってしまった

🔖 どうすればよかったのか？

- 鎮痛補助薬としてのステロイドの使いどころに関して明確なエビデンスはないが，**腫瘍による神経圧迫や強い炎症がある場合でオピオイド・非オピオイドの併用が無効な場合**などに，ステロイドの併用が著効するケースもある（第4章-2参照）．本症例でも腫瘍による浸潤傾向や炎症が強くステロイドの使用が考慮されるべきである

- ベタメタゾン（リンデロン®錠）0.5mg 1回8錠，1日2回（朝・昼食後）を併用すると"これを飲みだしてからが一番楽"

との発言があり，オキシコンチン®錠やオキノーム®散も同量のまま併用することでNRS＝2前後へと改善を認めた

> **教訓**
>
> 浸潤傾向の腫瘍により周囲に強い炎症や神経圧迫を伴う場合にはステロイドの併用を検討する！

第7章 冷や汗症例に学ぶ緩和ケア

12. 神経ブロックは早めのコンサルトを!

冷や汗症例

46歳男性．膵臓がんに対して標準治療を終了し緩和ケア中の患者．原発巣の増大に伴うがん性疼痛が強くなり入院となった．NSAIDsとしてフルルビプロフェンアキセチル50mg（ロピオン®静注），アセトアミノフェンとしてアセリオ®静注液1,000mgを1日3回点滴静注するとともに，オキシコドン塩酸塩水和物（オキファスト®注）の持続皮下注射を0.05mL/時で投与開始した．その後0.25mL/時までオキファスト®注を増量したが持続痛がNRS＝7と改善せず1日10回以上1時間量の早送りを行っていた．

オキファスト®注の量がまだ不足していると判断し早送りとベースアップを繰り返したが，一向に持続痛は軽減せず，オピオイド過量により傾眠状態となってしまった

どうすればよかったのか？
- WHO方式がん疼痛治療法が無効・不耐の場合は神経ブロックの適応を検討するが，膵臓がんによる上腹部痛に対する腹腔神経叢ブロックは奏効が期待できるため，オピオイド無効・不耐ではなくても，より早期から適応を検討する（第4章-3参照）

- 消化器内科にコンサルトし**超音波内視鏡下腹腔神経叢ブロック**（endosonography guided celiac plexus neurolysis：**EUS-CPN**）が施行されたところNRS＝1まで改善し，オキファスト®注も0.05mL/時まで減量可能となった

> **教訓**
>
> ① WHO方式がん疼痛治療法が無効・不耐の場合は神経ブロックの適応を常に検討する！
> ② 膵臓がんによる上腹部痛に対する腹腔神経叢ブロックは奏効が期待できるため，WHO方式がん疼痛治療法が無効・不耐でなくても早期に適応を検討する！

第7章　冷や汗症例に学ぶ緩和ケア

13. 低Alb血症時のCa値に注意！

冷や汗症例

58歳男性．stage IVの肺扁平上皮がんに対して外来で二次治療としてニボルマブ（オプジーボ®）を投与中の患者．原発巣および肝転移はSDであったが軽度の倦怠感・嘔気・食欲不振を認めた．

NG!

採血上Alb 2.6と低栄養傾向であったが脱水や電解質異常は認めず，脳転移の否定のためのMRI検査を予約して帰宅させた．ところが数日後に倦怠感の増悪や傾眠傾向の出現があり，補正Ca値12.7と高Ca血症を認めたため緊急入院となった

↳ どうすればよかったのか？

- 最初の受診時の補正Ca値は11.6であったが，低Alb血症の存在により検査データ上はCa値10.2と正常上限であり，多忙な外来のなかで異常と認識できなかった
- **扁平上皮がんでは腫瘍由来のPTHrPによる高Ca血症を発症しやすいため，常にCa値には気を配る必要がある．また進行がん患者は低Alb血症であることが多く必ず補正Ca値を計算する**（第5章-B-14参照）
- なおがん患者の倦怠感・嘔気などの原因として，**術後や分子標的薬の毒性としての甲状腺機能低下やSIADH**（syndrome of inappropriate secretion of antidiuretic hormone：抗利尿ホルモン不適合分泌症候群）**による低Na血症，シスプラチンやセツキシマブ（アービタックス®）投与による低Mg血症**などの電解質異常が隠れている場合もあるため注意する（第5章-B-1参照）

- 補正Ca値により高Ca血症と診断し，**歯科受診で齲歯がないことを確認したうえでゾレドロン酸水和物（ゾメタ®点滴静注）4mg/ 100mL，1回 1Vを点滴**したところ，倦怠感・嘔気・食欲不振は改善し，MRIにて脳転移も認めなかった

教訓

①がん患者の倦怠感・嘔気・意識障害の原因として高Ca血症を鑑別する！
②進行がん患者は低Alb血症であることが多いため必ず補正Ca値を計算する！

第7章 冷や汗症例に学ぶ緩和ケア

14. 本当にぎっくり腰?

冷や汗症例

68歳男性. stage ⅣのEGFR/ALK陰性肺腺がんに対してシスプラチン＋ペメトレキセド療法を4コース施行後にペメトレキセドによる維持療法が行われPRが維持されていた. 外来受診時に「大掃除で重いものを持ち上げてから, ぎっくり腰になって…」と訴えがあった.

NG! 当日の胸部X線では原発巣の再増大は認めず, 腰痛には湿布を処方しながらペメトレキセドによる維持療法を継続したところ, 次回来院までに下肢脱力が生じ緊急入院となった

どうすればよかったのか?

- 脊髄圧迫症候群(第5章-B-13参照)では下肢麻痺などの重篤な症状が出現する前に腰背部痛などが先行するが, 最初はぎっくり腰など日常生活上の症状として訴えられる場合もあるため見逃さないようにする. 初診時に骨転移がなくても, がん患者に新たに生じた疼痛では骨転移を鑑別に入れることが重要である

- 腰痛が持続していたためCT撮影や整形外科対診を行ったところ, 脊髄腔へ進展する腰椎転移を認めたため, **歯科受診で齲歯がないことを確認したうえでデノスマブ(ランマーク®皮下注)を開始した**
- また放射線治療科へコンサルトされ放射線治療も開始, ペメトレキセドはPDと判断され放射線治療後にニボルマブ(オプジーボ®)による二次治療が検討されることとなった

> **教訓**
>
> ①脊髄圧迫症候群に先行する腰背部痛を見逃さない!
> ②ランマーク®投与やハイリスク症例への放射線治療により脊髄圧迫症候群を予防する!

第7章 冷や汗症例に学ぶ緩和ケア

15. せん妄患者の不眠にレンドルミン®？

冷や汗症例

75歳女性．腹腔内脂肪肉腫術後再発に対してドキソルビシン塩酸塩（アドリアシン®注用）を用いた外来化学療法が施行されていたが，発熱性好中球減少症のため入院，抗菌薬加療されることとなった．入院後不眠に対してブロチゾラム（レンドルミン®錠）0.25mg 1錠を眠前に処方したが，なかなか入眠せずナースコールを押しては看護師と辻褄の合わない会話をしていた．

NG! レンドルミン®錠0.25mg 1錠では全く入眠しないため，効果が不足していると考え翌日から2錠へ増量したところ，患者は夜間不穏となり廊下で転倒してしまった

どうすればよかったのか？

▶ 高齢・感染・脱水などせん妄のハイリスク症例であり，せん妄や筋弛緩作用による転倒のリスクの高いベンゾジアゼピン系睡眠薬であるレンドルミン®錠ではなく，「メラトニン受容体作動薬」「抗精神病薬」「抗うつ薬」などを第一選択とすべきであった（第5章-A-1参照）

▶ 本症例では辻褄の合わない会話などから増量前にせん妄を発症していたと考えられたためレンドルミン®錠は中止した．患者に糖尿病の既往がないことを確認し，せん妄への治療効果も期待できる抗精神病薬クエチアピン（セロクエル®錠）25mg 1錠を眠前に処方したところ，せん妄の改善と同時に熟眠感も得ることができた

> **教訓**
>
> ①ベンゾジアゼピン系は「せん妄」「依存」「筋弛緩作用による転倒」のリスクが高い！
> ②「せん妄ハイリスク患者の不眠」には「メラトニン受容体作動薬」「抗精神病薬」「抗うつ薬」を用いる！

16. せん妄で痛みが増強?

冷や汗症例

78歳男性．疼痛コントロール目的で入院中の原発不明がん多発リンパ節転移の患者．ロキソプロフェンNa（ロキソニン®錠）を1回60mg 1錠，1日3回（起床時・14時・眠前）およびオキシコドン徐放製剤（オキシコンチン®錠）を60mg/日，1回30mg，1日2回（8時・20時）の定期投与により日中の疼痛はNRS＝2以下とコントロールされていた．しかし夜間になるとNRS＝8と疼痛増悪があり，レスキューとしてオキシコドン速放製剤（オキノーム®散）10mgを1時間おきに計4回内服したが疼痛はほとんど緩和されず，明け方になってようやく入眠した．翌日起床時には昨夜のことは覚えておらず疼痛はほとんど感じていない様子であった．

> オキシコンチン®錠の量が不足していると判断し90mg/日，1回45mg，1日2回（8時・20時）へ，それに合わせてオキノーム®散は1回15mgへと増量したが，夜間の疼痛は改善せず日中も傾眠傾向となってしまった

どうすればよかったのか？

- 日中は安定している疼痛が夜間のみ増悪しており，その記憶もはっきりしないことからは，**せん妄による疼痛増悪**が疑われる．夜間は当直帯で疼痛評価が疎かになりがちであるが，患者が**疼痛部位や程度をうまく表現できず，見当識障害や幻覚が合併**している場合にはせん妄による疼痛増悪を考える．このような場合，**オピオイドの増量では逆にせん妄が増悪し傾眠にもなってしまう**ため，抗精神病薬によりせん妄へ対応するべきであった（第5章-A-2参照）

▶ 患者に**糖尿病の既往がないことを確認**し，**抗精神病薬クエチアピン（セロクエル®錠）25mg 1錠を眠前に処方**し，夜間の疼痛増悪にもまずはセロクエル®錠25mg 1錠の追加投与で対応したところ，夜間の疼痛増悪もなくなり熟睡できるようになった

教訓

疼痛増悪が症状の前面に出る夜間せん妄がある！

第7章 冷や汗症例に学ぶ緩和ケア

17. セレネース®は眠剤じゃない！

冷や汗症例

78歳女性．大腸がんの患者で終末期の緩和ケアのため入院中．夜間になっても入眠せず「家に帰らないと」と言って病棟を出ていこうとするなど夜間せん妄の強い状態であった．当直医はここ数日不穏・不眠時指示として頻用されていたハロペリドール（セレネース®注）5mg 0.5Aの点滴を施行したが全く入眠する気配はなかった．

NG!
1時間あけて計3回のセレネース®注5mg 0.5A点滴を使用したが不穏は続き明け方にようやく就寝した．翌日主治医が来棟すると過鎮静となっており，昼過ぎには覚醒度が上がってきたが手の震えを認めた

どうすればよかったのか？

- せん妄に対してよく用いられる**ハロペリドール（セレネース®・リントン®注）は幻覚・妄想抑制効果が主体で入眠作用は期待しにくい．入眠しないからと頻用すれば錐体外路症状や翌日の過鎮静の原因**となる．入眠効果を期待する場合は糖尿病がないことを確認のうえでクエチアピン（セロクエル®錠）を用いるか，ハロペリドールにフルニトラゼパム（サイレース®静注・ロヒプノール®静注用）やミダゾラム（ドルミカム®注）などベンゾジアゼピン系薬剤を併用する（第5章-A-2参照）

- 呼吸状態に注意をしながら**サイレース®静注2mg 0.5Aの点滴を施行**したところ，速やかに入眠し朝まで良眠可能であった

セレネース®は眠剤じゃない！寝るまで使えば過鎮静や錐体外路症状が起こるかも！

第7章　冷や汗症例に学ぶ緩和ケア

18. 気持ちのつらさか？アカシジアか？

冷や汗症例

52歳男性．stage Ⅳの胆道がんに対してシスプラチン＋ゲムシタビンによる外来化学療法を行っていた．がん性疼痛に対してロキソプロフェンNa（ロキソニン®錠）に加えてオキシコドン徐放製剤（オキシコンチン®錠）が開始され疼痛はコントロールされていたが，この頃から不安や焦燥感が強くなり「落ち着かずじっとしていられない」と訴えた．つらさと支障の寒暖計（第5章-A-3参照）では「つらさ」「支障」ともに7点であった．

NG! 気持ちのつらさに対してSSRIであるエスシタロプラム（レクサプロ®錠）10mg 1回1錠，1日1回（夕食後）が開始されたが症状はむしろ増悪した

どうすればよかったのか？

- 「落ち着かずじっとしていられない」という訴えからは**アカシジア（静座不能症）**を疑う．抗ドパミン作用をもつ「制吐薬」「抗うつ薬」「抗精神病薬」が原因となり，これらの薬剤を内服中に静座不能（じっとできず歩行により症状が軽減する）を認めたらアカシジアを疑うため，内服薬や症状について詳しい聴取が必要である

- 本症例ではオピオイドの副作用対策としてプロクロルペラジン（ノバミン®錠）が開始されており，症状からも同薬剤によるアカシジアの可能性が高い．抗うつ薬もアカシジアの原因となり得るため**エスシタロプラム（レクサプロ®錠）の開始では逆に症状増悪の可能性**もあり，まずは**原因薬剤であるノバミン®錠の中止が必要**であった

- 症状が強い場合はビペリデン5mg 1A筋注（アキネトン®注射液：抗コリン薬であり頻脈・尿閉・眼圧上昇など副作用に留

意）やクロナゼパム（ランドセン®錠・リボトリール®錠：ベンゾジアゼピン系抗不安薬）・プロプラノロール（インデラル®錠：β遮断薬）の内服などが検討される

OK! ▶ 症状からはノバミン®錠によるアカシジアが疑われたこと，オキシコンチン®錠内服開始後1カ月経過しており嘔気・嘔吐は認めなかったことからノバミン®錠を中止したところ症状は改善した

教訓

① 「制吐薬」「抗うつ薬」「抗精神病薬」内服中に「歩行により改善する落ち着かなさ」を認めたらアカシジアを疑う！
② オピオイドによる嘔気・嘔吐には耐性ができるため，ノバミン®錠は嘔気がなければ2週間以内に中止する！

索 引 INDEX

◆ 数 字 ◆

5-FU ·· 169
5-HT₃受容体拮抗薬 ················ 159

◆ 欧 文 ◆

A

ACP（Advance care planning）272
AD（Advance directive）········· 272

B・C

β遮断薬 ···································· 321
Bad news ················ 224, 232, 234
CD腸炎 ···································· 171
CPT-11 ···································· 168

E・H

EGFR阻害薬 ··························· 169
EGFRチロシンキナーゼ阻害薬 ·· 184
EUS-CPN ································ 308
Hope for the best, but prepare for the worst ············ 232, 268, 274

K・L

KM-CART ······························ 197
L-カルボシステイン ················ 207

M

MST（median survival time）·· 14
MSコンチン®錠 ······················· 86
MSツワイスロン®カプセル ······ 86

N

NaSSA ······································ 151
NGチューブ ···························· 173
NK1受容体拮抗薬 ···················· 159
NRS ·· 31
NSAIDs ······················ 40, 178, 288

O

O₂投与 ······································ 205
Ommaya-Reservoir留置 ········· 201
Oncogenic Emergency ······ 210, 213

P

palliative oncologist ··················· 14
PEG ·· 174
performance status ···················· 18
PPI（Palliative Prognostic Index）
 ··· 270
PPS（Palliative Performance Scale）··································· 271
PS低下 ···································· 154
PTEG ······································ 174
PTHrP ····································· 310

R

RANKL阻害薬 ················ 178, 210
Realistic hope ···················· 232, 241

S

SHARE ····························· 224, 276
SIADH ····································· 310
SN-38 ······································· 169
SNRI ································ 118, 150
SNRI作用 ·································· 82

spiritual pain	278
SSRI	150, 320
SVC症候群	206

T
total pain	12
TS-1	169

U
UFT	169
UGT1A1	169
Unrealistic hope	232

V
VAS	31
VPシャント術	200
VRS	31

W
WHO方式がん疼痛治療法の3段階除痛ラダー	26
WHO方式がん疼痛治療法の3つの目標	24
WHO方式がん疼痛治療法の5つの原則	26

◆ 和　文 ◆

あ
アービタックス®	184
アカシジア	151, 320
悪臭	187
悪性腸腰筋症候群	181
浅い鎮静	216
アズノール®	155
アズレンスルホン酸Na水和物	155
アセトアミノフェン	36, 178
アセリオ®静注液	36, 44
アタラックス®-P	163
アドソルビン®	171
アトロピン硫酸塩	169
アファチニブ	184
アブストラル®舌下錠	77, 98, 112
アフタゾロン®	155
アプレピタント	159
アミティーザ®	164, 166
アミトリプチリン	118
アモバン®	133
アリピプラゾール	145
アリムタ®	40
アルギン酸Na	155
アルダクトン®A	191, 198
アルピニー®坐剤	45
アルプラゾラム	149, 162, 207
アルロイドG	155
アロキシ®	159
アンヒバ®坐剤	45
アンブロキソール塩酸塩	207
アンペック®坐剤	64, 77, 86, 98

い
イーフェン®バッカル錠	77, 112
意識障害	55, 138, 213, 302
イソソルビド	201
イソバイド®	201
依存	149
依存リスク	132
胃粘膜障害	40

イフェンプロジル	118
イメンド®	159
意欲低下	150
イレウスチューブ	173
イレッサ®	184
咽頭粘膜炎	155

う

ウインタミン®	146
ヴォトリエント®	184
ウブレチド®	53

え

エスシタロプラム	150
エスゾピクロン	133
エスタゾラム	134
エトポシド	169
エバミール®	134
エビリファイ®	145
エルカトニン	214
エルシトニン®	214
エルロチニブ	184
炎症の強い腫瘍	306
延命処置	272

お

嘔気	58, 59, 79, 158, 213, 310
嘔気対策	52, 286
嘔吐	158
オキサリプラチン	118
オキシコドン	91, 204
オキシコンチン®錠	63, 91
オキノーム®散	62, 64, 78, 91, 104
オキファスト®注	64, 91, 107

オクトレオチド酢酸塩	175
オシメルチニブ	184
オピオイド過量	55, 302
オピオイド換算の基本公式	70
オピオイド換算表	72
オピオイドスイッチング	70
オピオイド速放製剤	178, 181
オピオイドタイトレーション	66
オピオイド退薬症状	56
オピオイド注射剤	107
オピオイドに対する誤解	253
オピオイドの副作用	51, 58
オピオイド無効の呼吸困難	304
オプソ®内服液	64, 78, 86
オランザピン	135, 142, 163

か

介護保険	259
咳嗽	59, 79
過活動型せん妄	139
可逆性せん妄	138
顎骨壊死	179
喀痰貯留	304
下肢筋力低下	210
下肢麻痺	312
下腸間膜動脈神経叢ブロック	128
過鎮静	318
カディアン®カプセル	86
カディアン®スティック	86
叶えうる現実的な希望	232, 241
叶え難い非現実的な希望	232
ガバペン®	118
ガバペンチン	118

カペシタビン	169, 184
カロナール® 錠	36
間欠的鎮静	216
カンジダ症	155
肝障害	36, 44, 59
がん性胸水	189
がん性心囊水	194
がん性髄膜炎	200
がん性腹水	197
がん性リンパ管症	206, 304
カンピロバクター腸炎	171
カンプト®	168
漢方薬	118, 147, 154
ガンマナイフ	200
カンレノ酸カリウム	191
緩和ケアチーム	15
緩和ケアに対する誤解	251
緩和ケアの定義	12

き

ギアチェンジ	247
キシロカイン®	99, 118, 155, 198
気道狭窄	206, 304
キノロン系抗菌薬	170
希望実現	280
気持ちのつらさ	148
ギャバロン®	182
急性嘔吐	159
強オピオイド	28
胸水単回穿刺	191
胸膜癒着術	190
去痰薬	207
筋弛緩作用	132, 149

筋弛緩薬	181
キンダベート®	186

く

クアゼパム	134
クエチアピン	135, 142
薬の切れ目の痛み	78
苦痛緩和のための鎮静	216
苦痛緩和のための鎮静に関するガイドライン	216
クモ膜下鎮痛法	129
クモ膜下フェノールブロック	128
クラビット®	170
グリセオール®	201
グリセリン浣腸液	53, 167
クロナゼパム	53
クロベタゾールプロピオン酸エステル	186
クロベタゾン酪酸エステル	186
クロライドチャネルアクチベーター	166
クロルプロマジン	146, 219

け

経管投与	44, 63
経口摂取困難時	44, 63, 80, 98, 108, 113, 294
軽度催吐性抗がん剤	160
傾眠	294, 298, 302, 304, 308, 310, 316
ケタミン	118
ケタラール® 静注用	99, 118
血小板凝集機能低下	40
ケナログ®	155
ゲフィチニブ	184

下痢	166
ケンエーG	167
幻覚・妄想抑制効果	141
剣状突起下心膜開窓術	194
倦怠感	153, 213, 310
見当識の低下	139

こ

高Ca血症	213, 310
抗EGFR抗体薬	184
高PRL血症	141
抗うつ薬	118, 135, 150, 314, 320
口渇感	53
抗がん剤が奏効する腫瘍	22
抗がん剤中止	247
抗がん剤治療開始時のIC	241
抗がん剤による嘔気・嘔吐	158
抗がん剤による下痢	166
抗がん剤による皮膚毒性	184
抗がん剤の中止	20
抗がん剤の不確実性	241
口腔粘膜炎	153, 155
口腔用ステロイド軟膏	155
抗けいれん薬	118
抗コリン薬	208, 304, 320
甲状腺機能低下	310
抗精神病薬	135, 141, 314, 320
高度催吐性抗がん剤	160
抗不安作用	132
抗不安薬	161, 207
硬便	166
後方除圧固定術	211
硬膜外鎮痛法	129
硬膜外ブロック	129
絞扼性イレウス	173
呼吸困難	59, 79, 204, 296, 304
呼吸抑制	55, 294, 303, 304
牛車腎気丸	119, 122
骨転移	178, 213, 288, 312
骨転移合併症	178
骨転移局所への放射線治療	179
骨転移痛	300
コデインリン酸塩	83
コミュニケーション技術研修会（CST）	229
コリン様作用	168
コレカルシフェロール	179
混合型せん妄	139
コンスタン®	149, 162, 207
コントミン®	146, 219

さ

最小度催吐性抗がん剤	160
在宅緩和ケア	259
サイレース®	134, 144, 219
サインバルタ® カプセル	118, 150, 164, 179, 181
ざ瘡様皮疹	185
サドルブロック	128
サリベート® エアゾール	53
酸化マグネシウム	51, 166
酸化マグネシウム錠	65, 83, 88, 93, 104
三叉神経ブロック	127
サンドスタチン®	170, 175

し

| ジアゼパム | 136, 145, 181 |

ジェイゾロフト®	150	神経ブロック	127, 181, 308
ジオトリフ®	184	浸出液	187
ジクロフェナクNa坐剤	42	腎障害	40, 44, 59, 79
ジスチグミン	53	診断時からの緩和ケア	19
シスプラチン	310	浸透圧性下剤	166
事前ケアプラン	272	浸透圧利尿薬	201
事前指示	272	心嚢水単回穿刺	195
死前喘鳴	208, 305	心嚢ドレナージ	194
持続痛	48, 66	心膜癒着術	194
持続的鎮静	216	新レシカルボン®	166
持続的鎮静に対する誤解	261		

す

錐体外路症状	141, 286, 318
水和物原末	86
スーテント®	184
スコポラミン臭化水素酸塩水和物	208
スチバーガ®	184
ステロイド	124, 154, 175, 179, 181, 192, 195, 198, 201, 206, 211, 306
ストーマ造設	174
ストロンチウム-89	179
スニチニブ	184
スピロノラクトン	191, 198

持続皮下注（静注） 63, 107
実測Ca値 213
ジフェンヒドラミン・ジプロフィリン配合剤 163
ジプレキサ® 135, 142, 163
ジプレキサ® サイディス® 錠 99
社会保険労務士 15
弱オピオイド 28, 81
芍薬甘草湯 119, 122
十全大補湯 155
終末期の検査・輸液 263
宿便 171
出血 187
腫瘍内科・緩和ケア科兼任医師 16
消化管ステント 174
消化管バイパス術 174
上下腹神経叢ブロック 128
食道粘膜炎 155
食欲不振 153, 310
徐放製剤 48, 63
侵害受容性疼痛 33
神経障害性疼痛
　　33, 82, 118, 150, 179, 181, 293

せ

静座不能症	320
星状神経節ブロック	127
生存期間中央値	14
制吐薬	286, 320
制吐薬適正使用ガイドライン	158
生理食塩水大量補液	214
脊髄圧迫症候群	210, 312
脊髄神経根ブロック	127

セツキシマブ	184
セニラン®	136, 144, 219
セルシン®	181
セルトラリン	150
セレコックス®錠	40
セレネース®	51, 99, 142, 163, 318
ゼローダ®	184
セロクエル®	135, 142
セロクラール®	118
全人的苦痛	12
蠕動痛	174
全脳照射	200
センノシド	51, 166
せん妄	53, 58, 59, 138, 149, 314, 316, 318
せん妄患者の不眠	314
せん妄予防効果	133
せん妄リスク	132
専門的緩和ケア	20

そ

爪囲炎	185
早期からの緩和ケア	13
早発性(コリン作動性)下痢	168
搔痒感	53
ソーシャル・ワーカー	15, 259
速放製剤	48, 62, 76, 78
ソセゴン®	83
ゾピクロン	133
ゾメタ®点滴静注	178, 210, 213, 311
ソラナックス®	149, 162, 207
ソラフェニブ	184
ソル・メドロール®	206
ソルダクトン®	191
ゾルピデム	133
ゾレドロン酸水和物	178, 210, 213, 311

た

ダイアップ®	136, 145
退院前カンファレンス	259
大建中湯	175
体性痛	33
大腸刺激性下剤	166
体動時痛	298, 300
タイトレーション	50, 70
代理意志決定人の選定	272
タグリッソ®	184
タペンタドール	103
タムスロシン	53
タルク	190
タルセバ®	184
炭酸水素ナトリウム・無水リン酸二水素ナトリウム配合坐剤	166
炭酸マグネシウム	179
短時間作用型睡眠薬	134
ダントリウム®	182
ダントロレンナトリウム水和物	182
タンナルビン	171
タンニン酸アルブミン	171

ち

地域連携	15
遅発性(粘膜傷害性)下痢	169
遅発性嘔吐	159
注意障害	138
中時間作用型睡眠薬	134

中等度催吐性抗がん剤	160
中途覚醒	134
超音波内視鏡下腹腔神経叢ブロック	308
腸管蠕動低下	166
長時間作用型睡眠薬	134
超短時間作用型睡眠薬	133
沈降炭酸カルシウム	179
鎮痛補助薬	30, 118, 179, 181

つ

| 強オピオイド鎮痛薬の選択 | 59 |
| つらさと支障の寒暖計 | 148, 320 |

て

手足症候群	185
低Alb血症	213, 310
低Mg血症	310
低Na血症	310
低活動型せん妄	139, 151
定型抗精神病薬	141
デカドロン®	124
デキサート®	154, 159, 175, 202, 206
デキサメタゾン	124, 154, 159, 175, 202, 206, 210
デキサルチン®	155
デジレル®	135, 143
テトラミド®	135, 143
デノスマブ	178, 210
デノタス®	179
デュロキセチン	118, 150
デュロキセチン塩酸塩	164, 179, 181
デュロテップ®MTパッチ	96
デルモベート®	186
テレミンソフト®坐薬	53, 99, 166
電解質異常	310
天井効果	81
転倒	149
転倒リスク	132
天然型ビタミンD	179
天然ケイ酸アルミニウム	171

と

頭蓋内圧亢進症状	201
透析患者	44, 59
ドキシル®	184
突出痛	48, 298
ドパミン受容体	163
トポイソメラーゼ阻害薬	169
トポテシン®	168
ドラール®	134
ドライシロップ製剤	44
トラゾドン	135
ドラッグチャレンジテスト	120
トラベルミン®	163
トラマール®OD錠	81
トラマドール	81
トラムセット®配合錠	84
トリアゾラム	133
トリプタノール®	118
ドルミカム®	136, 144, 207, 216
ドンペリドン	52, 162

な

ナイキサン®錠	40
内臓痛	33
ナウゼリン®	52, 99, 162

な

ナロキソン	55, 302

に

ニトラゼパム	134
入眠困難	133
認知障害	138

ね

ネクサバール®	184
眠気	53, 58, 59
ネルボン®	134

の

濃グリセリン・果糖注射液	201
脳転移	200
脳浮腫	201
ノバミン®	51
ノバミン®錠	62, 65, 83, 88, 92, 104, 163
ノバミン®注	99
ノルスパン®テープ	83

は

ハイスコ®	208
排尿障害	53
背部痛	210
パクリタキセル	118
バクロフェン	182
パシーフ®カプセル	86
パゾパニブ	184
パニツムマブ	184
ハルシオン®	133
ハルナール®	53
パロノセトロン塩酸塩	159
ハロペリドール	51, 142, 163, 318

半夏瀉心湯	155, 169
バンコマイシン	171
パンテノール	174
パントール®	174

ひ

ピーガード®錠	86
非オピオイド	28
ビオフェルミン®	170
皮下輸液法	265
ピコスルファート	166
ピコスルファートNa	52
ビサコジル	53, 166
ヒスタミン受容体	163
ビソルボン®	207
非定型抗精神病薬	141
ヒドロキシジン塩酸塩	163
皮膚ケア	187
皮膚腫瘍	187
皮膚障害	184
ビペリデン	320
非ベンゾジアゼピン系睡眠薬	133
標準治療	241
ヒルドイド®	185
ヒルナミン®	146, 219

ふ

不安	150
ファンギゾン	155
フェイススケール	31
フェノバール®	219
フェノバルビタール	136, 145, 219
フェンタニル	96

フェンタニルROO製剤
.... 64, 77, 78, 98, 112
フェンタニル注射液 64, 96, 107
フェンタニル貼付剤
.... 27, 64, 71, 77, 96, 98
フェントス®テープ 96
深い鎮静 216
不可逆性せん妄 138
腹腔神経叢ブロック 127, 308
腹水単回穿刺 197
腹水濾過濃縮再静注法
（KM-CART） 197
ブスコパン® 169, 174, 208
ブチルスコポラミン臭化物
.... 169, 174, 208
不対神経節ブロック 128
フッ化ピリミジン系抗がん剤 169
ブプレノルフィン 83
不眠 132
フラジール® 171
プリンペラン® 120, 162, 174
プルゼニド®錠
.... 51, 63, 83, 88, 93, 104, 166
フルニトラゼパム 134, 144, 219
フルルビプロフェン アキセチル .. 41
ブレオ® 195
ブレオマイシン 194
プレガバリン 118, 179, 181, 293
プレドニゾロン 124
プレドニン® 124
プレペノン®注 64, 86, 107
プロイメンド® 159
プロクロルペラジン 51, 163
フロセミド 191, 198
ブロチゾラム 134

プロドラッグ 40
ブロマゼパム 136, 144, 219
プロマック®D 155
ブロムヘキシン塩酸塩 207
フロリード 156

へ

閉塞性イレウス 173
ベクティビックス® 184
ベタナミン® 53
ベタメタゾン 124, 154, 175, 192,
                        199, 202, 206, 210
ヘパリン類似物質 185
ペメトレキセド 40
ペモリン 53
ペロスピロン 145
ベンザリン® 134
ベンゾジアゼピン系抗不安薬 149
ベンゾジアゼピン系睡眠薬
.... 133, 314
ベンゾジアゼピン系薬剤 ... 144, 318
ペンタジン® 83
ペンタゾシン 83
返答に困る質問への対応例 276
便秘 58, 59, 79, 166
便秘対策 52, 286

ほ

包括的がん医療モデル 13
膀胱直腸障害 210
放射線治療 178, 211
ホスアプレピタントメグルミン ... 159
ホスピスに対する誤解 255
補正Ca値 213, 310

は

補中益気湯	154
ポラプレジンク	155
ボルタレン® サポ®	42, 45

ま

マイスリー®	133
マクロライド系抗菌薬	171
麻痺性イレウス	174
麻薬拮抗性鎮痛薬	83

み

ミアンセリン	135
ミオクローヌス	53
ミダゾラム	136, 144, 207, 216
看取り	282
ミノサイクリン塩酸塩	186
ミノマイシン®	186
ミルタザピン	151

む

ムコソルバン®	207
ムコダイン®	207

め

メキシチール	118
メキシレチン	118
メサドン	29
メサペイン®	29
メタストロン®	179
メチルプレドニゾロン	206
メトクロプラミド	120, 162, 174
メトロニダゾール	171, 187
メニレット®	201
メラトニン受容体作動薬	133, 143, 314

も

モーズペースト	187
モルヒネ	86, 204
モルヒネ塩酸塩錠	86
モルヒネ塩酸塩注射液	64, 86
モルペス® 細粒	64, 86

ゆ

ユーロジン®	134
輸液の減量	175, 191, 198, 205, 304
ユニタルク®	189

よ

腰背部痛	312
抑肝散	147
予後告知	266
予後予測	270
予測が可能な突出痛	78
予測困難な突出痛	78, 115
予防的レスキュー	78, 115, 178, 181, 298, 300

ら

ラキソベロン®	166
ラキソベロン® 内用液	52, 65, 99
ラシックス®	191, 198
ラピッドタイトレーション	63, 107
ラメルテオン	133
ランドセン®	53
ランマーク®	178, 210

り

リオレサール®	182
リスパダール®	142

リスペリドン	142
リスミー®	134
六君子湯	154
リドカイン	118, 155
利尿薬	191, 199
リビングウィル	272
リフレックス®	151
リポソーマルドキソルビシン	184
リボトリール®	53
リリカ®	118, 179, 181, 293
リルマザホン	134
リン酸二カリウム・無機塩類配合剤	53
リンデロン®	99, 124, 154, 175, 192, 199, 202, 206
リントン®	142

る

ルーラン®	145
ルネスタ®	133
ルビプロストン	164, 166

れ

レクサプロ®	150
レゴラフェニブ	184
レスキュー	48, 75, 292
レスキュー至適量	290
レスキュー製剤の効果発現の速さ	75
レスキュー製剤の至適量	76
レスキュー製剤の不応期	76
レスリン®	135, 143
レペタン®	83
レボトミン®	146
レボフロキサシン	170
レボメプロマジン	146, 219
レメロン®	151
レンドルミン®	134
レンバチニブ	184
レンビマ®	184

ろ

ロキソニン®錠	40
ロキソプロフェンNa内服液	45
ロゼックス®	187
ロゼレム®	133, 143
肋間神経ブロック	127
ロピオン®静注	41, 45
ロヒプノール®	134, 144, 219
ロペミン®	170
ロペラミド塩酸塩	170
ロラゼパム	149, 161, 207
ロラメット®	134
ロルメタゼパム	134

わ

ワイパックス®	149, 161, 207
ワコビタール®	136, 145, 219
腕神経叢ブロック	127
ワントラム®錠	81

profile

■ 監修

中川和彦

- 近畿大学医学部内科学教室腫瘍内科部門 主任教授
- NPO法人西日本がん研究機構（NPO-WJOG）理事長
- NPO法人近畿がん診療推進ネットワーク 理事長
- 日本肺癌学会 理事
- 日本臨床腫瘍学会 副理事長

略歴

熊本大学医学部卒業．熊本大学，国立がんセンター，Medicine Branch, NCI, NIHを経て，1997年近畿大学医学部入局，2007年同内科学腫瘍内科部門教授就任．肺がん，化学療法などを専門分野とし，がん患者の緩和医療，患者・家族とのコミュニケーションの促進を図ることによる全人的がん診療の実現に努めている．

小山敦子

- 近畿大学医学部内科学教室心療内科部門 教授
- 近畿大学医学部附属病院心療内科・緩和ケア科/がんセンター緩和ケアセンター長
- 日本サイコオンコロジー学会 理事
- 日本心身医学会 理事
- 日本心療内科学会 理事
- 日本女性心身医学会 理事
- Asian Collegue of Psychosomatic Medicine 理事
- 日本緩和医療学会 代議員

略歴

1982年島根医科大学（現 島根大学医学部）卒業後，慶応義塾大学病院内科で研修．1986年より近畿大学医学部内科学教室で血液内科学を学び，1999年に心療内科に転向．2008年米国Memorial Sloan-Kettering Cancer Centerでの研修を経て，サイコオンコロジーの研究に取り組み，2013年からは身体面の緩和医療の実践にも従事．2015年から現職．

執筆

吉田健史

- 近畿大学医学部附属病院がんセンター緩和ケアセンター・腫瘍内科兼務 講師
- 阪和第二泉北病院緩和ケア病棟 非常勤医師

資格

日本臨床腫瘍学会がん薬物療法専門医，日本がん治療認定医機構がん治療認定医，日本内科学会認定内科医，日本緩和医療学会緩和ケアの基本教育に関する指導者研修会 修了

略歴

鳥取県米子市出身
2003年 近畿大学医学部卒業，同内科学腫瘍内科部門に研修医2期生として入局
2004年 国立病院機構南和歌山医療センター 研修医
2005年 国立病院機構南和歌山医療センター 呼吸器科
　　　　田辺市立龍神大熊診療所・龍神湯ノ又診療所 非常勤医師
　　　　(当時作成した緩和ケア院内講義のスライドが本書の原型となる)
　　　　近畿大学大学院医学研究科に入学
2006年 近畿大学医学部内科学腫瘍内科部門
　　　　阪和第二泉北病院緩和ケア病棟 非常勤医師
2009年 医学博士課程修了
　　　　米国フロリダ州 H. Lee Moffitt Cancer Center 胸部腫瘍学博士研究員
2012年 帰国後，近畿大学医学部内科学腫瘍内科部門 助教を経て2014年より現職

message

近畿大学医学部内科学腫瘍内科部門では一緒にがん診療に従事していただける若手医師を募集中です！1日3診の外来と40床以上の入院ベッドを擁し，頭頸部がん，肺がん，乳がん，消化器がん，骨軟部肉腫，メラノーマ，原発不明がんなど臓器横断的な固形がん診療を行っておりますので，多臓器にわたる固形がんの化学療法・症状緩和・救急対応が学べます．また，先進的な治験・臨床試験・基礎研究・留学などに積極的にかかわっていただくことも可能です．ご興味があればぜひご連絡ください！

がん治療のための緩和ケアハンドブック
症例・処方例・IC例で身につく！鎮痛薬の使い方から心のケアまで

2017年2月1日　第1刷発行	監　修	中川和彦，小山敦子
2024年2月25日　第6刷発行	著　者	吉田健史
	発行人	一戸裕子
	発行所	株式会社 羊 土 社
		〒101-0052
		東京都千代田区神田小川町2-5-1
		TEL　03 (5282) 1211
		FAX　03 (5282) 1212
		E-mail　eigyo@yodosha.co.jp
© YODOSHA CO., LTD. 2017		URL　www.yodosha.co.jp/
Printed in Japan	装　幀	日下充典
ISBN978-4-7581-1803-3	印刷所	株式会社 加藤文明社印刷所

本書に掲載する著作物の複製権，上映権，譲渡権，公衆送信権（送信可能化権を含む）は（株）羊土社が保有します．
本書を無断で複製する行為（コピー，スキャン，デジタルデータ化など）は，著作権法上での限られた例外（「私的使用のための複製」など）を除き禁じられています．研究活動，診療を含み業務上使用する目的で上記の行為を行うことは大学，病院，企業などにおける内部的な利用であっても，私的使用には該当せず，違法です．また私的使用のためであっても，代行業者等の第三者に依頼して上記の行為を行うことは違法となります．

[JCOPY] ＜（社）出版者著作権管理機構　委託出版物＞
本書の無断複写は著作権法上での例外を除き禁じられています．複写される場合は，そのつど事前に，（社）出版者著作権管理機構（TEL 03-5244-5088, FAX 03-5244-5089, e-mail : info@jcopy.or.jp）の許諾を得てください．

乱丁，落丁，印刷の不具合はお取り替えいたします．小社までご連絡ください．